火柴棒医生手记系列

压压手脚耳，治好老毛病

周尔晋 周淳 魏宁 ●著

广西科学技术出版社

图书在版编目（CIP）数据

　　压压手脚耳，治好老毛病 ／ 周尔晋，周淳，魏宁著.—南宁：广西科学技术出版社，2013.7（2019.7重印）
　　ISBN 978-7-80763-957-2

　　Ⅰ．①压… Ⅱ．①周…②周…③魏… Ⅲ．按摩—养生（中医）—基本知识 Ⅳ．①R212

　　中国版本图书馆CIP数据核字（2013）第105118号

YAYA SHOU JIAO ER, ZHIHAO LAOMAOBING

压压手脚耳，治好老毛病

周尔晋　周淳　魏宁　著

策划编辑：刘　杨　　　　　　　　　　责任编辑：冯靖城　刘　洋
责任校对：张思雯　　　　　　　　　　责任印制：高定军
封面设计：卜翠红

出版人：卢培钊　　　　　　　　　　　出版发行：广西科学技术出版社
社　　址：广西南宁市东葛路66号　　　邮政编码：530022
电　　话：010-53202557（北京）　　 0771-5845660（南宁）
传　　真：010-53202554（北京）　　 0771-5878485（南宁）
网　　址：http://www.ygxm.cn　　　　 在线阅读：http://www.ygxm.cn

经　　销：全国各地新华书店
印　　刷：中农印务有限公司　　　　　邮政编码：101149
地　　址：北京市通州区北苑南路16号
开　　本：710mm×980mm　　1/16　　拉页：1
字　　数：160千字　　　　　　　　　 印张：14
版　　次：2013年7月第1版　　　　　 印次：2019年7月第11次印刷
书　　号：ISBN 978-7-80763-957-2
定　　价：35.00元

目录

第三章 只要吃得动，身体没大病
—— 解决消化问题的按摩法

第四章 心脏健康就能多活十年

第十一章 老年常见肿瘤的保健治疗

给像我一样的老年朋友带去健康

我曾是一个身患冠心病、高血压、糖尿病三样重症的垂危病人，当时我的心脏经常停跳，舒张压110mmHg，收缩压200mmHg，血糖16.8mmol/L。我的生命处于朝不保夕的状态，就在这种状态下，我奋力写出一百三十余万字的书，写作时间长达三年五个月零二十天，这期间我用X形平衡法与疾病抗争，终于在2007年治好了冠心病，也胜利完成了写作任务。

2006年末体检，医生宣布我身患严重的冠心病、糖尿病、高血压，必须立即住院治疗，并为我开出住院通知单。我没有住院，也拒绝接受医生的治疗，既不打针，也不吃药，就在家中以X形平衡法和食疗为自己治疗，经过2007年一年的苦战苦斗，我终于治愈了严重的老年性冠心病，而高血压与糖尿病，也得到了改善与控制，当2007年11月医院为我体检时，排除了冠心病，我是多么兴奋与快乐啊！

我身患冠心病不是偶然的，既有先天的因素，也有后天的因素。从先天上看，我的父亲抽鸦片又患严重胃病，另立家庭，弃母亲与子女十二年于不顾，母亲怀孕时，家境贫苦，营养极差，还忧愁气愤，情绪恶劣。我出生后，饱受脓疮与疟疾折磨。作为失去父爱的我，非但无法遗传一颗健康的心脏，而且更在心理上受到莫大的压抑与煎熬。在抗日战争时期，父亲躲避日本鬼子来家，我骂他带回的养女，父亲就抓举起六岁的我，向地上摔去，若非好心人急忙抢救，我就会被狠心父亲活活摔死，从此，我十分害怕与仇视父亲，常做噩梦，梦中总是出现那张恶狠狠的两眼睁大似牛眼的面孔，用双手紧紧抓住我，要将我投入万丈深渊……我有一颗百孔千疮的被扭曲的童心，在人们眼中我是一个调皮捣蛋行为乖张的坏孩子，而我的心脏则是严重先天不足的，我幸而存活下来，全是慈母辛勤抚育的结果。

从后天上看，我经历过三次难关，即错划右派，文革挨斗，妻子病逝。每次难关，直接受到冲击的就是我的心脏。在反右中，我是安徽省第一个站出来为无为县人民的未来呼吁的人，如果当时能接受我的意见，后来无为县饿死无数人的悲剧就可以避免，可惜当时我却成为省委批判的重点对象，铺天盖地的大字报，如刀子一样扎在我的心上，摧残着满腔热血的我，当时我的体重由一百二十斤骤降到九十斤。文革中，作为摘帽右派的我，虽然十分谨慎小心，还是逃脱不了受折磨的命运，最可怕的是体罚，挂上十余公斤重的大铁牌游斗且不说，挨绑挨打是常事，这些强烈地冲击着我的心灵，在心灵与肉体的双重折磨下，我开始有了乳糜尿。毫无疑问，错划右派与文革挨斗，是损害我心脏的两把刀子，严重地伤害了我本来就先天不足的心脏。我爱人乳腺癌一发现便是晚期，在上海住院开刀，我伴她三个半月，但不到两年的时间里，她因复发而逝，逝世前我又在医院中伴她六个月。先后共计九个半月的时间里，我度日如年，悲伤痛苦到了生不如死的地步，最后乃是人财两空，以她的逝去而告终，直接受到冲击与伤害的同样是我的心脏，其损害的程度是空前的。我常对人说："我一辈子吃了两辈子的苦。"正是指此事。

我二哥学《易经》给我算命，说我只能活七十八岁，而在2006年我七十六岁时，的确是厄运连连，一是与我一起长大的小妹被晚期肺癌夺去生命；二是小偷竟然深夜入室，就站在我的床前，与慌忙爬起的我对峙两分钟后逃走，我所受到的恐吓与打击的程度也是空前的；三是误服广告宣传甚热的所谓补品而中毒，血压血糖直线上升。这三件事是我在去医院体检前发生的，应是我三病并发的临时因素。

现实毕竟是复杂的，我冠心病发作，还有一个客观因素与两个主观因素。客观因素是：我妻逝世后，我抚育四个子女，既当爸又当妈，既当采购员，又当炊事员，更是家中永远填不满的"剩饭剩菜桶"，故因饮食失调而形成高血压、高血脂、高血糖。两个主观因素：一是我奋力于"人体三部曲"的写作，脑力劳动过度，可谓耗尽心血，也是最伤及心脏的；二是思想不够解放，不能保持乐观与宝贵的平常心。这两样心态，应是心药中的无价之宝，若能终生保持这两种心态，就可以渡过所有难关，战胜所有的艰难险阻，有力地预防与治疗冠心病，使自己真正成为心脏的主人。

如果说先天不足与后天受折磨，都是间接因素，那么脑力劳动过度、小妹逝世、小偷入室、饮食失调、补品中毒，就是直接因素，这就是三病并发且非常严重的全部原因。摆在我面前的问题很严峻，自己甚至可能立即死亡，是否住医院治疗，就成为我的生死抉择，生死就系于我的一念之间。

经过激烈的思想斗争，我终于做出了不去住院，在家用X形平衡法与食疗自病自医的决定。我这样做有以下几个原因。一、生命是属于我自己的，是最宝贵的，也只有一次，在我还未昏迷与休克之前，我一定要奋力自救，决不听任他人摆布。何况冠心病是现代医院甚至是专家们也无法根治的病，而我用X形平衡法调动内药治疗冠心病取得了很好的效果，全国各地已不乏治好的病例，我自病自医，还是大有希望的；二、我正在从事"人体生态平衡论"系列图书的写作，这是我奉献给读者最重要也是最得意的作品，住进医院势必影响我的写作。我的四个孩子工作也忙，体质也差，我不想为他们添负担；三、最重要的一点是这样可以总结治疗老年病的经验。冠心病，是老年人的常见病、多发病，而我则是以自己的身体为实验室来学习中医与写作的，这次我身患严重的冠心病，正是千载难逢的最好机会，如果失败，留给后人失败的教训，何尝不是宝贵的财富。如能成功，应该认真地加以总结，写进书中，将是我留给社会与后人最珍贵的精神财富与遗产。牺牲我一个，造福亿万人，其牺牲也是死得其所与死得其值的。

为了治病，我采取了以下具体措施。一是营造一个温暖安全的小环境，使自己心情愉快，保持宝贵的平常心。小偷入室，使我常做噩梦，便花钱安装铁门与铁栏，晚间便可放心入睡。心药有虚体实体之分，乐观与宝贵的平常心，是最好的虚体心药，我提倡十二分的忘记与二十四分的治疗，正是为了将虚体心药与实体心药相结合来治病。为了忘记，我每天不停地做一些不动脑又不费力的家务事。儿媳妇是医院护士长，她每天来给我量血压，反而增加我的压力，我建议她一周或两周量一次。在孩子们面前，我谈笑自如，完全不像个重病人，倒是他们忧心忡忡，需要我来安慰。我虽坚持写作，却不给自己一点压力，无指标，无任务，想写便写，想停就停，快乐写书，写书快乐。写书是用电脑手写板，更添我写作乐趣，已成为我每天快乐之源，我认为虚体心药解决了，病就好了一半，事实的确是如此。再有就是快乐压穴，幸福压穴，享受压穴。其实生病，也是人生的快乐与享受，没有疾病，又何来健康的快乐与幸福，故而更要把压穴当做快乐、幸福与享受，有时我一边看电视剧，一边压穴，分散注意力，乐而忘苦。压穴时要求不要太高、太难、太复杂、太痛苦，而是要尽量简单、容易、安全，一锹是挖不了一口井的，贵在一点一滴地坚持下去，要具有不急不躁、不慌不忙的大将风度，要有愉快而平静的好心情。记得我在报上读到一篇喝苦药的快乐的文章，苦药比黄连还苦，但喝药人的心情极好，竟觉得它是那么甜蜜而芬芳，觉得喝药是件快乐而幸福的事，将它视为人生最好的享受。我也应该视压穴为快乐与幸福，正如我视写书为乐一样，在写中乐，在乐中写，自然能写出好书来。不仅要读懂人生的享受，更要学会享受人生，视压穴为最大的快乐，在压穴中乐，在乐中压穴。什么病魔？见鬼去吧！健康永远属于你！人生的享受也永远属于你！还要高度重视食疗，给治疗冠心病提供坚实的保证。我是因忽视把好口关而得病的，所以我也特别重视从此入手来治疗疾病。赤色食品入心，我每天吃一小把枸杞子与半斤左右的番茄，其实，我吃枸杞子已长达十年之久，现两眼视力均为0.9，视力在同龄人中算是非常好的，这保证了我的读书与写作。番茄具有清热解毒、凉血平肝、降低血压的功效，长期食用可预防心脏病发作。清晨食用黑芝麻糊，其成分为黑芝麻粉、麻油、玉米粉、山芋淀粉、荞麦粉、藕粉、奶粉、燕麦片、鸡蛋一个，以黑芝麻粉为主，其他粉只加一小勺，此糊营养丰富，又有滋肾阴与防便秘的作用。中午食用一小碗五色牛蹄筋粥，其成分为牛蹄筋（白）、大米(白)、黑米(黑)、碎玉米(黄)、黄豆(黄)、黑豆(黑)、花生米(红)、红豆(红)、绿豆(青)、银鱼(白)、淡菜(白)，主要成分为牛蹄筋与玉米。人所需要的营养主要来源于粮食，这里采用了多种杂粮，自然营养丰富，牛蹄筋所含的胶质有软化血管的作用，可防老年常见的动脉硬化，自为廉价的珍贵补品，为便于消化，只吃一小碗，再吃其他饭菜。此外，还饮用五色蔬菜汤与糙米茶。蔬菜汤的原料是白萝卜750克（白），胡萝卜（红）、白萝卜叶（青）、牛蒡（黄）各半斤，干蘑菇（黑）五个，切块放锅中，加入九斤水，煮沸后，盖好锅盖，用小火煮一小时，去渣，以此水当茶饮，有提高自身免疫能力，防治各种慢性病与癌变的功效。糙米茶的制法是取糙米180克，用铁锅炒至黄熟，用盛米之小碗盛起，锅中加入八碗水，煮沸后，将炒熟糙米放入锅中，熄火，盖上锅盖焖五分钟，将米与水分别盛起，再加八小碗水入锅中，煮沸后，将熟米倒入其中，盖好锅盖，用小火煮五分钟，将两次得到的水掺到一起，即为可代茶饮的糙米茶，本茶治疗糖尿病效果好，但肾炎患者忌服。蔬菜汤与糙米茶，可先后间隔一小时服用，用量均可减半。因服用此汤与茶，血压、血糖症状均有所改善，脸色变好，精神亦佳，我已服用两年半，打算长期坚持下去。对于怎样用食疗治病，我还不是内行，要在实践中总结经验，使之不断改进与完善。我有信心搞好食疗，使之成为保健与治病强有力的武器。

我爱我心，也即是爱惜我的生命，我还不敢说我的冠心病已经完全彻底地治好了，但我已确实从死神魔掌中挣脱出来，使心脏基本恢复了健康。我已经八十多岁了，虽然不能再恢复心脏的青春，但事实证明心脏还是大有潜力可挖的，其他内脏也应是如此。我不用花钱，也不用打针吃药，不请医生，不住医院，就在家中，用自己的双手，用棒压耳穴、手穴，指压或棒压体穴，以五七穴为综合治疗方，结合食疗的办法，治好了严重的冠心病，病中还完成了四本书的写作，实现了写作与治病双丰收，更为我写作新书积累了经验与素材，意义十分巨大，胜过我已写的前几本书。五行相生相克在X形平衡法中运用很多，"虚则补其母，实则泻其子"，穴位的子母配合作用巨大，在治疗冠心病时我就加了子母配特效方：心、小肠、肝、脾、脑点、前头、头顶、偏头、后头。其他病子母配方以此类推，通通是特效方。事实已证明：我所提倡的"人体X形平衡法""人体药库学""人体生态平衡系列疗法"，是具有无限生命力的，是值得深入研究的。以"人体药库学"为特征的中医学，是拯救人类于疾病折磨的水深火热之中的救星与福星，为了更多人的利益，我要让它在全中国乃至全世界普及、传播。

我爱我心，就应该重视我的心脏还是很虚弱的现实，它实在是已经老化了，人生是应该乐观的，但盲目则是可怕的，只能是"明目乐观"。为保健心脏，我特提出以下具体措施。

一是正确地面对过去，既要忘记昨天，也要记住昨天，该忘记的是不幸与苦难，该记住的是有用的经验与教训，这是我宝贵的精神财富。对于那些曾经伤害过我的人，我非但不记恨他们，反而衷心地感谢与祝福他们，正是因为他们对于我的磨砺与锤击，才有今天稍有成就的我。灵璧与我有相同遭遇的张姓中医，直到今天，还在记恨那些曾经伤害过他的人，心理很不平衡，我因此断定他的身体情况不妙，曾写信去劝他，却得悉他逝世的噩耗，我理应以他为戒。好了疮疤就是应该忘记痛的，不能让不幸与苦难如毒蛇一般纠缠着我，而是要忘得越干净越彻底越好。宝贵的经验与教训则要记住，而且要认真地加以总结，用来指导我的今天和明天，还要写出来，奉献给社会与子孙万代。

二是要努力保持心理的相对平衡。保持心理相对平衡，既是保持人体生态相对平衡的关键，也是保健心脏与治疗心脏病的关键。注意是相对，而不是绝对，绝对平衡是不可能的。对自己的要求要高一点，只是高一点点，而不是太高。太高了，办不到，就会失去信心，就坚持不下去了。可以严一点，但不要太严，太严了，生活就会失去乐趣，那就是自讨苦吃了，同样是办不到的。做人做事，但求无愧于心，无愧于人，拥有无愧两字，就可以立足。不要计较人们对你的褒与贬，既不要沾沾自喜，更不要垂头丧气，奉行"奉献就是成功"的观念，这是我所确立的最新成功观。成功不是指你的名利与富贵，而是指你对社会对人类对世界对后代的奉献，有奉献就是成功，无奉献就是失败，成功越大，奉献就越大，两者是成正比的，不要执着于人们承认与否。所谓树立丰碑，不是树立在地面上的，而是树立在人们心中的，树立在人们心中的丰碑，是永远不朽与不倒的，名利、生死、荣辱与奉献相比，实在是微不足道，只要解开了奉献就是成功这个扣，心理相对平衡的问题，也就迎刃而解了，在这个大前提之下，心脏保健与治病，也就有了可靠的保证。

三是努力追求精神财富，奋力争取做精神上的亿万富翁。人生是有限的，但人的精神生活则是无限的，人的物质财富是有限的，但人的精神财富是可以无限的，力争精神生活的丰富多彩，是保健心脏与幸福生活的源泉。这里我所指的精神财富，是指中医的真理与精粹。我不去追求物质财富，只取当取之钱，不当取的则一分也莫取。我是刻意地去追求精神财富，非但古人的今人的中医知识我要学，更重要的是总结自己的医疗实践，拿出自己与他人不同的创新作品来。生命不休，追求精神财富不止。我不打算积财，只提倡积德，用我的书我的知识，去解除人们的疾苦，拯救他人的生命，这才是真正积德。世界上最宝贵的是人的生命，积德的中心就是治病救人，救人也等于救己，自己能够心安理得、心情愉快，也是自己最好的心药，使自己活得健康而幸福。

四是与时俱进，不断解放思想，坚定地做到"内药为主、心药为主、食疗为主"。要知自己的认识与知识，是有限的和相对的，而人民群众的智慧则是无穷与无限的和绝对的，时间、实践、人民，永远是我的严师，要打开心灵的窗户，吸取新鲜的空气与阳光，绝对不要抱残守缺、固步自封，要珍视今天，满怀信心与热情去迎接更美好的明天，使自己有一个不断奋发向上的朝气蓬勃的晚年。

第一章

老年人要自己掌握自己的健康

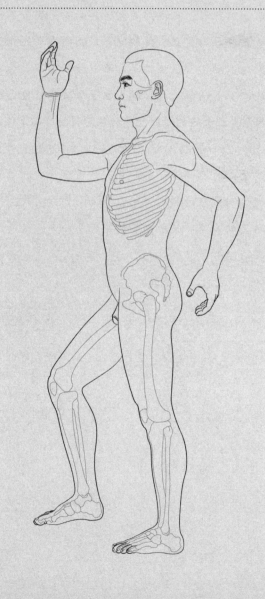

1. 适合老年人用的强身治疗法

我国广西巴马有一个长寿村，现在很多外地人到巴马疗养，主要原因是能到百魔洞吸氧、泡脚。长寿村里的长寿老人（百岁以上）比较多。为什么那里的人长寿呢？除了那里的空气好，起居、健康的饮食习惯和良好的心理因素外，自我养生保健也非常重要。关于自我养生保健，我这里就有一套特别适合老年人保健治病的方法——人体X形平衡法。

在《捏捏小手百病消》自序中，我就说过，我的高低医学除小儿推拿术外，还有人体X形平衡法和耳穴压穴法，人体X形平衡法是在长期实践中创造出来的治病方法。人体X形平衡法是用火柴棒、小木棒、牛角棒、手指等按压穴位的方法，非常适合老年人。

它具有以下特点：1.理论来源于《黄帝内经》的"缪刺论"。从中我悟出并发明了下病上治、上病下治、左病右治、右病左治，中间有病四边治、四边有病中间治，以及上、下、左、右、中，求治于经络、穴位，却又不拘泥于经络、穴位的一种全新的全身是穴，又全身非穴的中医按摩治疗方法。2.人生有宏观的运动，就是体育与竞技运动，还应有微观的运动，即体穴与耳穴按摩运动，我们也可以称之为微观的细胞运动。这两种运动对于人类来说，如同两条腿走路，是缺一不可的。很多人目前不懂也不习惯这种微观的按摩细胞运动，这是很令人惋惜的，应该花大力气加以推广。为普及这项微观运动，为保护人类免受疾病折磨，保持体内的生态平衡，提高人们的健康水平、生命质量与寿命，我愿奋斗终生。3.方法简单易懂，便于普及和推广。谁都能成为自病自医的"医生"，实践证明不论是谁，也不论文化水平和中医知识的掌握程度，只要有心学习和实践，就能掌握好这一门治病诀窍，把治病这个极其复杂且门槛看似很高的专业技能简单化了。4.安全可靠。按摩法主要用的是压穴法，这种方法不是在病变部位压穴，而是采用了远端（X形和末梢）压穴，不会伤及皮肤和病变部位，也不会产生副作用和后遗症，压不准穴位也不会加重病情。5.疗效好。《人体X形平衡法》一书中，我首次提出了人体自有大药和人体生态平衡两大论点。人体X形平衡法治病，主要是通过人体自身的内药，也就是调节提高免疫功能，使人体各部位达到相互平衡。平衡了，疾病就会消除，方法就这么简单，疗效也很奇特。它既可作为主要治疗和保健手段，也可作为辅助治疗手段。6.此法为绿色疗法。它无需花钱，也使老年人免受服药和打针之苦，对老年人，尤其是经济条件较差的老年人无疑是一个福音。7.上医治未病，诸病当预防于早，勿等病成再治。有病治病，无病保健，这是人体X形平衡法的另一特点，也是其他疗法所无法比拟的。人说"病来如山倒，病去如抽丝"，保健治病同样重要，怕就怕你没有足够的耐心和信心。

2. 建议老年人都学学X形平衡法

人体X形平衡法不是民间的单方，它是中华传统医学的一朵奇葩，是目前中医学的一门新兴分支。它源于《黄帝内经·缪刺论》："夫邪客大络者，左注右，右注左，上下左右，与经相干，而布于四末，其气无常处，不入于经俞，命曰缪刺。"这句话的意思是全身无穴，全身是穴，上病下治，下病上治，左病右治，右病左治，也就是X形平衡法实践的理论依据。在此基础上，我通过三十多年，近十万人次的二百三十多种病例实践验证，大胆地创新，从中发现了"中间有病四面治，四面有病中间治"的"上、下、左、右、中"的全新论点。这充实了《黄帝内经》的新内容，填补了《缪刺论》的空白，是对中华传统医学的伟大贡献，为人们的自我保健创造了良好条件。

那什么是人体X形平衡法呢？这是备受关注的问题，也是我们首先要了解的问题。人体X形平衡法是人体治病的密码，保健的密码，称之为密码，是毫不过分的，X形是指它的外形，平衡是指它的内涵。综合说来，人体X形平衡法是"一线、两点、两力、三包容"，因为是研究低沉点与高升点的学问，又简称为"高低医疗学"。而要掌握X形平衡法只需要掌握以下几点，再加上不断的实践便可，也就能让自己成为自己最好的医生。

一、一线、两点、两力、三包容

一线：指相对平衡健康线，是X形平衡法的基础。而这条健康平衡线是可以在一定范围内波动的，当外界环境发生变化时我们身体就会发生相应的调整，而这个相应的调整可以看作是健康平衡线在固定范围内的摆动。当这种摆动超过了正常范围，就会出现"两点"，也就出现了疾病。所以人体不平衡是绝对的，平衡是相对的，健康也只能是相对的健康，保证健康就是要保证这条健康线的相对平衡。而这条平衡线必须要以大脑为支点，也就是说必须要通过大脑才能达到神奇的治疗效果。每个人都有一条人体相对健康平衡线，保持平衡就是相对健康之人，失去平衡就失去了健康，以重视心理平衡为重点。

两点：指低沉点与高升点。 即"病变低沉点"与"相应高升点"，即病灶点与治疗点，这是X形平衡法的核心与灵魂。准确地找出这两个点，是治病的保证。在相对平衡线的一端，如果出现病变低沉点，那么在此线的另一端就必然出现相应高升点，从而打破相对平衡而形成不平衡，就产生了疾病。而在这里需要注意的一点是只有准确地找到病变的低沉点，也就是病患之所在，才能准确地找到治疗的高升点，才有可能达到事半功倍的治疗效果，最终达到治愈疾病的目的。

两力：指普通平衡力与神奇平衡力，也即是人体的内药。

普通平衡力即免疫力，是不以人的意志为转移的，通过人体五行生克运转而产生的保健与治病的能力。与生俱来，活着即有，由人体五行运转而生，不以人的意志为转移。其自动治病，效果不明显，体强者快，体弱者慢。普通平衡力非常重要，因防胜于治，所以它是健康的保证。提高普通平衡力有四宝：捏脊、压脐、大脑按摩操、揉涌泉。它也是调动神奇平衡力治病的基础。因而这种普通平衡力强弱与否，代表了人的健康水平，愈强愈健康，愈弱愈不健康。

神奇平衡力是指指压或棒压高升点，促使高升点下沉，而使另一端的低沉点上升，恢复相对平衡健康线，治好疾病的神奇的力量。

探索人体这种神奇平衡力，是我一生追求的目标，这种神奇平衡力，到底有多大的力量，是难以估量的，许多人间奇迹，都是神奇平衡力创造的。

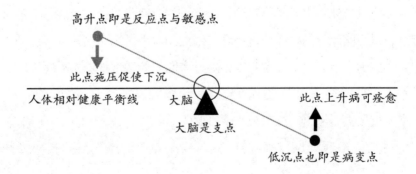

三包容：指"人体药库学"、"天人合一观"与"人体生态平衡论"。

三包容实为两大内容：即"人体自有大药"与"人体生态平衡"。也就是我的两大论点。

二、高升点的特征

一是不压不痛，二是压了特痛，三是渐渐减痛，四是病情变轻。

三、大X形、半X形与小X形

大X形

左脑管右半身活动，右脑管左半身活动，这正好是大X形。人若睡着，四肢张开，也正好是大X形。比如右脚扭伤了，就在左手手腕的相应部位找高升点进行治疗，简单来说就是左上对右下。

半X形

即是大X形的一半，在一般情况下治疗威力也只有大X形的一半，比如右肩痛，就在左肩相应的部位找高升点，即上对下，左对右，前对后，呈现"v"形。

小X形

即局部的X形，如面部疾病，可依据上、下、左、右、中的原理在面局部找对应的高升点。臂部、腿部、手部、脚部也都适用。

一般情况下大X形的威力比小X形的威力大，X形的距离越远，威力越大，治疗效果越好，但有的情况下半X形的疗效反而比大X形的效果更好，所以说X形平衡法是实践的学问，只有通过不断实践尝试才能真正掌握。

除以上方法外还有中部有病平行线取穴法、类比取穴法、阴阳取穴法、生物全息学取穴法、头病脚治取穴法等，由于篇幅有限，这里不再细说。

四、总口诀

依据人体的X形和X形平衡法治病的总口诀，用自己的手指或小棒按压远离病变点（低沉点）的对应处，即高升点（痛点），自己治自己的病是非常安全、简单、容易和有效的。

上部有病下部平，下部有病上部平；

左部有病右部平，右部有病左部平；

中间有病四边平，四边有病中间平；

找到低沉高升点，平衡神力诸疾平。

总口诀虽然简单包含了X形平衡法的全部内容，但其中一个"平"字是较难理解的，有必要向大家解释解释。平包括两重含义：一是相对平衡线；二是神奇平衡力。意思是说通过神奇平衡力使相对平衡线达到平衡。

人体X形平衡法（高低医学）觅取高升点示意图

（1）根据"上部有病下部平，下部有病上部平，左部有病右部平，右部有病左部平"的规律，觅高升点。

编号1：脚←→手

①脚趾及关节←→手指及关节；②脚趾丫←→手指丫；③脚背（底）←→手背(掌)；④脚跟←→手掌根部（手腕处）。

编号2：踝关节←→腕关节。

编号3：小腿←→前臂。

编号4：膝关节←→肘关节。

编号5：大腿◄——►上臂。

编号6：髋关节◄——►肩关节。

对应点一般有前对前、后对后、外对外、内对内、上对上、下对下，但个别则不明显，也可在同侧觅取。

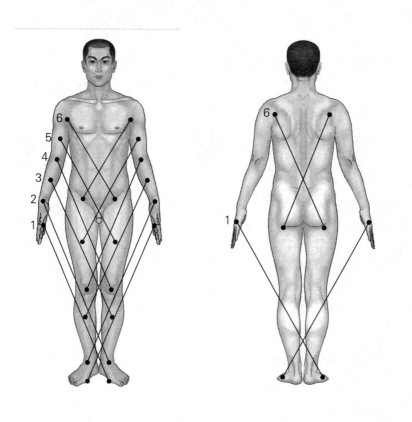

（2）根据四边有病中间平，中间有病四边平的规律觅高升点。

1.当人体直立两手下垂、掌面朝向大腿时。

从肩前部直下到手大拇指指侧（桡侧）为前侧；

从肩部直下到手背侧为外侧；

从肩后部下到手小指侧（尺侧）为后侧；

从腋下顺上臂到手掌面为内侧。

2.手臂及腿的前侧为胃、肠道、神经系统高升点觅取处。

3.手臂及腿的外侧为肝胆系统高升点觅取处。

4.手臂及腿的后侧为泌尿、生殖及运动平衡系统高升点觅取处。

5.手臂及腿的内侧（与两乳头连线平齐）为心肺系统高升点觅取处。

高低医疗学觅高升点示意图

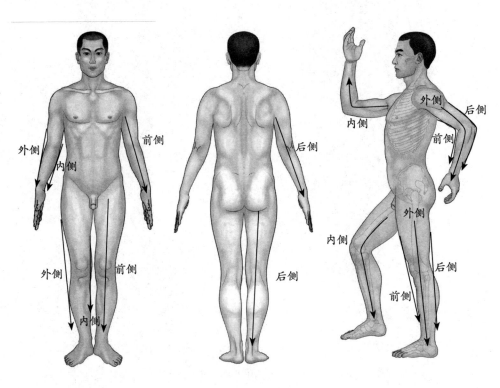

人体X形平衡法的特点：**安全可靠，简单容易，效果明显。**

1.由于在远离病变点的对应处施治，因此不会损害和加重疾病的负担，或使病情恶化，治疗绝对安全。

2.如果没有找准高升点或压错了穴位，也不会加重病情和产生后遗症，更不会像喝错了药那样造成严重的后果，仅是疗程长一些而已。

3.不需用药，是自己治自己的病，这就不需支付高昂的治疗与医药费用。

4. 用X形平衡法治病极其简单容易，只要用自己的手和火柴棒等压高升点就能治愈疾病。这是世界上最简单、最容易取到的治病工具，也是很多人觉得这种疗法神秘的原因之一。

5. X形平衡法与传统的经络穴位治病方法是截然不同的。两者相比较，X形平衡法用指或棒按压体表，不伤及皮肤或肌肉就能治病，传统经络穴位疗法使用针刺，即针灸治病，针虽小但必须要扎入肌体内，人体也要受到一定的创伤。

6. 人体经络穴位很多，找准穴位并不容易，配穴又有一定要求。而X形平衡法就很直截了当，只要取准高升点至多再配几个相生相克的耳穴就可治病，方法简单明了，很容易取准穴位。

7. X形平衡法对痛症的效果尤为明显，很多时候能够达到立竿见影的效果。

五、注意事项

1. 穴位按压需要时间。耳穴每穴压2～3分钟，重点穴在压完全部耳穴后需再压一次。手指、脚趾每穴压4～5分钟，其他穴位（体穴）压8～10分钟。

2. 以上时间均为最少按压时间，不限制最长时间，全部穴位必须在要求时间段（如上午、下午或某一段时间）内一次性按压结束，不能分别进行，以免影响疗效。

3. 穴位按压要有强烈的酸痛感为好，未能很准地点压在穴位点上，也应要在附近处寻找最痛点（高升点），才能发挥较好的作用。另外有时候高升点会出现偏移的情况，故在每一次按压前最好重新寻找高升点，以达到最好的疗效。在给亲属治疗时要"心慈手狠"，不要因为亲人痛而不忍心下手，表面上是爱他实际上是害他，要戒之戒之。

4. 疗程不限，可以不间断地按压，直到治愈，治愈后还要继续治疗一个时期，以巩固疗效。

5. 要保护好穴位的皮肤不受损伤，否则就要终止治疗。治疗时要树立信心并保持耐心，千万不能中断，否则病情反复会增加治疗的难度。

6. 按压期内不应立即停用正在服用的药物，要在按压一定时间病情有所改善后，逐步地减少药量，最终真正达到不服药不打针的治疗目的。

7. 治疗期间应注意自我保养和增加营养，以免增加治疗的难度。

8. 活动前后、饭前饭后、洗澡前后最少三十分钟内不宜按压高升点，治疗结束后应饮用温开水一小杯（250ml），也不应该在治疗后立即用冷水洗涮和做体力活。

9. 按压部位如有外伤、感染、癣症以及出血等情况，应在治疗后再按压穴位，孕妇严禁按压耳穴的子宫穴，体穴的合谷、三阴交等。

10. 人体X形平衡法不能诊断病情，各种急性发作患者和重病患者应立即送医院救治，以免耽误病情。

11. 一般高热病（如感冒发烧）在中午十二时后治疗效果较明显。虚寒病如脑血栓及半身不遂等在中午十二点前治疗效果较好。

12. 有些穴位反应并不敏感，所以要耐心地反复寻找高升点，在治疗期间有时会出现高升点转移的情况，如出现此种情况在治疗前需要在原有的高升点上重新寻找。

13. 对多年的慢性病患者，在压穴过程中病情会反复，即有高原期表现，这是压穴过程中的正常情况，所以必须坚持压穴，千万不要放弃治疗。所谓的高原期，即是治到快愈之时有停滞现象，没有彻底治愈，应找出高原期的原因，加以解决，乘胜前进，彻底治好疾病。

14. 耳穴、手穴在各种版本中尚未一致，而本书之耳、手穴为我三十九年的实践验证所得，且效果较为明显。

15. 按压穴位时为按而不揉，即是用力按住不动就可以了，但必须在患者能够承受的范围内，以免出现晕针现象。

16. 晕针是指在治疗过程中病人发生晕厥的现象，这是可以避免的，治疗时应注意预防。

患者体质虚弱，精神紧张，或疲劳、饥饿、大汗、大泻、大出血之后，或体位不当，治疗时按压力度过重都可导致晕针现象的发生。

晕针现象主要表现为患者突然出现精神疲倦、头晕目眩、面色苍白、恶心呕吐、多汗、心慌、四肢发冷、血压下降，或神志不清、仆倒在地、唇甲青紫、二便失禁、脉搏微细等问题。

这时要立即停止治疗。使患者平卧，垫高脚部，注意保暖，轻者仰卧片刻，饮温开水或糖水后，即可恢复正常。重者在上述处理基础上，可掐人中、合谷、内关、足三里等穴，即可恢复。若仍不省人事，呼吸细微，脉细弱者，必须马上送院治疗。

3. 耳朵是老年人治病健身的法宝

按压耳穴是我在治病中经常用到的方法。与X形平衡法可以说是双璧。尤其是老年人，更适合用按压耳穴的方法治病，既简单又有效，而且不分地点，随时都可进行。耳穴配穴一般取高升点加功能穴加消炎穴。附录中有耳穴对应的主要病症，在具体的疾病中我还会分别讲述，方便大家操作。

找准耳穴，病就等于治好了一半

最近我出了一本专门讲小儿按摩的书——《捏捏小手百病消》，书出来后反响热烈，很多家长给周淳打电话或在网上询问它的安全性和取准穴位的问题，就怕没找对地方，反而把小病按成了大病。周淳也给家长们解释了按压穴位的安全性及婴幼儿穴位的易取性。

在各地巡讲和手把手教习的过程中，我发现按照图片取耳穴还是有一定局限性的，人的耳朵也不长得都一样，各人对耳穴图片的认识也不同，所以这次周淳特意录制了DVD光盘，让大家更直观、更容易找准耳穴。

我先给大家吃个定心丸，耳穴就算找不准也不会产生不良影响，顶多会影响治疗效果。要想取得最好的治疗效果就要找准耳穴，这样就能事半功倍。

要找准耳穴先要有大胆的实践精神。耳穴治病是否有效，关键在于取准耳穴。凡是自己在家治病的方法，都要大家胆大心细，要有实践精神。因为医生不可能一个个手把手地教，也不可能把每种疾病的解决方法都写出来。在我众多的病人中，有很大一部分都是自己摸索着治病的，他们不但治好了自己的问题，还给家里人和亲朋好友当起了保健医生，这是我最希望看到的结果。我也已经八十多岁了，现在出去巡讲，介绍X形平衡法等的多是我的儿子周淳，我们一个人、两个人的力量都是非常有限的，所以对于不能亲身与我们联系的患者朋友，我希望大家都能多动手，在实践中找出解决自己问题的办法。大胆地实践，这才是自医的正路。

怎么看耳穴是否取准了呢？一是相关部位出现疾病，耳穴的对应点会很敏感，你按到它时，感觉会很强烈。一般来说耳穴集中了全身疾病的高升点，高升点会有强烈酸、胀、痛的感觉，如果按压到位，病灶反应强的话，即使按压结束，耳朵的热胀感也会持续一阵子。所以我们可以根据耳穴的敏感度和感觉的强烈程度来判断是否压准了。二是"不看广告看疗效"，耳穴的效果能在五分钟内到达患处，尤其是一些痛症，可以起到立竿见影的效果。如果坚持每天压，压了一段时间而没有任何疗效的话，就可能是取穴不够准确了。三是大概掌握耳穴的分布特点。耳穴是头下脚上的，与人体结构正好相反。例如肝与胆，人体的肝在胆上面，而耳穴的胆在肝上面，其他也可以以此类推。平时多看看耳穴的分布图，做到重点穴位心里有数，这样看得多了，用得多了，慢慢就驾轻就熟了。

按压耳穴有窍门

"工欲善其事，必先利其器。"有一个得心应手的按压用具对治病大有好处。我被人们称为火柴棒医生，这就是以我的"利器"来命名的，我很喜欢这种叫法。居家治病就讲究个简单方便，火柴棒是按压穴位的不错选择。

以我的经验来看，选火柴棒时要选杆粗的，如果杆太长可以截去一段，这样更容易施力，火柴棒也不容易折断。火柴头不要太粗糙，用手摸摸有明显颗粒突起的就不要用了，会按伤皮肤。牙签的圆头、消毒的棉棒和类似火柴棒粗细的小棒也可用。

压的时候要直压，火柴棒与穴位呈90度角，只有特别不好取的地方可以斜着压，比如交感穴。垂直压力度较大，效果也较好。

压穴不是揉穴，压上了就不要来回晃动，否则力度不够持久和持续。上下晃动还容易使火柴棒折损，本来我们就在用力，如果火柴棒断了，就容易伤到耳部的皮肤。

压穴的时间是大家都关心的问题，一般是一个穴一个穴地压，每个压两到三分钟就可以，如果没有钟表，可以在心里默默计数，大概默念两百个数。重点穴可压四五分钟，等所有耳穴都压完后，重点穴再重压一遍。一般是压完一耳再压另一耳。耳穴是同侧耳治同侧病，但健侧耳穴也能增进治疗效果，所以一般会双取。一般每天压一次就可以，如需压两次，则早晚各一次。顽固病压穴时间越长越好，这里不予限定。

有条件的患者也可以买一个小的牛角按摩棒，大小跟火柴棒差不多，不过它的材质更结实，圆头更细滑，也方便携带，一根可以用很多年。而且牛角有凉血解毒的作用，本身就有药用价值。这种小按摩棒价格也不贵，就是不大容易碰到。

第二章

自己动手，治疗老肺病

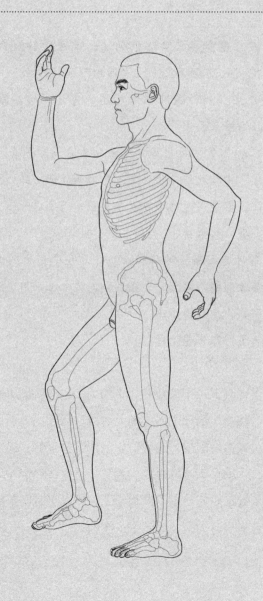

1. 防治感冒的一压灵

第一对是合谷、鱼际配列缺。左手中指放到右手合谷穴上，拇指放到鱼际穴上，食指放到列缺穴上，用力按住不动，要产生强烈的酸麻胀痛之类的感觉，心里默念四百个数，再换右手压左手。

第二对是手穴的左肺、气管和右肺。左手食指放到右手左肺穴上，中指放到气管穴上，无名指放到右肺穴上，然后左手用劲压，右手同时用力压左手手指，两手双管齐下，也是默念四百个数，然后换手。

第三对是太渊、神门和内关。左手中指放到右手太渊穴上，拇指放到神门穴上，食指放到内关穴上，用力压，心里默数四百个数，然后换手。

一压灵：压百会治感冒。

到各地讲课时，课下来找我咨询的人多是问些疑难杂症。因为这些病难治，患者往往是治疗了多年而无效果，所以抱着最后一丝希望找到我。但其实对老百姓来说，对我们生活影响最大的，最频繁的是容易被忽视的小病，也就是头疼脑热的问题。一是这些病经常发作，大部分人都会得；二是大家对它们都习以为常了，所以平时防范和治疗的意识不强，一拖就容易拖成大病，或者拖成慢性病。

老年人尤其应该警惕小病。一到冷暖交替的季节，医院里因为感冒打点滴的老人就排成了队，稍不留神还容易引起肺炎等大病。有个身体一向虚弱的老人曾跟我说："我家里的孩子都管我叫'运动员'，凡是到了该感冒的季节，或者有流行性感冒，我准不落下，次次都赶上，他们总开玩笑说我每次运动都响应。"

感冒都是邪气侵害了肺脏导致的问题，大多正气比较虚弱的人才容易得。无论风寒还是风热感冒，再或是流行性感冒，对付它们的最好办法是强健肺脏的功能，让自己身体强壮起来，这样即便别人得了，你也会好好的。我们常听说"防患于未然"，对于老年人来说更是如此，那有没有一个既能防又能治感冒的方法呢？

为了寻求简单易行的方法，我把自己当成试验田，经过多次实践，终于找到了一个简单的按压穴位对付感冒的方法。这个方法不但能预防感冒，让肺脏变强，更能快速治愈感冒，这就是"三角压"！三角压一共有三对，各有自己擅长的作用。

第一对是合谷、鱼际配列缺。左手中指放到右手合谷穴上，拇指放到鱼际穴上，食指放到列缺穴上，用力按住不动，要产生强烈的酸麻胀痛之类的感觉，心里默念四百个数，再换右手压左手。

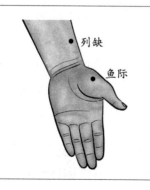
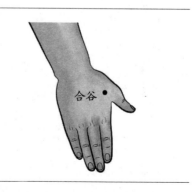

列缺：两手虎口相交，一手食指压另一手突起的骨头上，食指尖凹陷处就是。

鱼际：第一掌骨外侧中点，赤白肉际处。

合谷：手背虎口处，于第一掌骨与第二掌骨间凹陷中。

压的时候第一是要找准穴；第二是要产生类似于扎针灸的针感，就是能忍受范围内的酸麻胀痛的感觉；第三是要压满五分钟，或数够四百个数。这组穴位最适合用于感冒引起的鼻塞、头疼、打喷嚏等问题，也有一定的退烧作用。

第二对是手穴的左肺、气管和右肺。左手食指放到右手左肺穴上，中指放到气管穴上，无名指放到右肺穴上，然后左手用劲压，右手同时用力压左手手指，两手双管齐下，也是默念四百个数，然后换手。这组穴位对咳嗽、哮喘等气管的问题效果显著。

第三对是太渊、神门和内关。左手中指放到右手太渊穴上，拇指放到神门穴上，食指放到内关穴上，用力压，心里默数四百个数，然后换手。这组穴位不仅有治感冒的作用，还能安眠、安心、提神，可以增强身体的抵抗力，能迅速治疗感冒，还能强健心肺功能。

这三组穴可以经常压，出去遛弯时、聊天时、看人家打牌下棋时、看电视时，都可以压穴，一点事都不耽误。除了三角压，我还推荐指压百会穴治感冒的"一压灵"，即用指压在百会穴一小时以上，要有较强的压迫感，可以一次治好感冒。这个方法很神奇，心急的朋友不妨用用一压灵。感冒得的少了，后患就小了，因为大病都是从小病来的。希望大家都能小病少得，大病不得，这不也就是我们最大的希望吗。

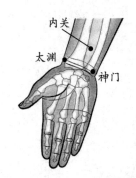

神门：掌面腕横纹小拇指侧，肌腱外侧。

内关：掌横纹上两寸，两根肌腱中间。

太渊：掌心向上，掌侧腕横纹外侧摸到动脉，动脉外侧就是。

压压手脚耳，治好老毛病

2. 压耳穴就可治疗慢性咽喉炎

> 取双耳穴上的咽喉、肺、心、神门、肾上腺、内分泌、皮质下、枕，主穴是咽喉。每穴按压两分钟，其中主穴按压四分钟，全都压完后主穴再压一次。压完一只耳朵再压另一只，每天一次，一个月一疗程。如果声音嘶哑得严重，就把主穴换成肺，如果吞咽困难，心就是主穴。
>
> 压手脚上的咽喉穴，一共八个点。这个穴在手背三、四指缝后约一寸处，手背手心各一个穴位。脚上的穴位参照手上的取。一共揉六百次，顺时针逆时针各三百次。要有较强的酸麻胀痛的感觉，每天压一次。

刚刚说了防治感冒的重要性，这就马上印证了。咽喉炎就多是从感冒发展而来的，一般先是有急性鼻炎，就是感冒以后鼻子发炎，没有及时治好，向下蔓延，就导致了鼻子下面的咽和喉也发炎了。

得了咽喉炎是很痛苦的，咽喉部总像有异物堵着，还会干燥、发痒、感觉灼热，黏稠的分泌物附着在咽喉壁上，常会引起剧烈的咳嗽。就像广告里说的，吐又吐不出，咽又咽不下，就剩难受了。

我曾为一位黄梅剧团的女演员治疗过慢性咽喉炎。这对于我们普通人来说可能只是舒服与否的问题，但是对于她来说，却关系到艺术生命，是非同小可的事。她的病症很严重，声音已经嘶哑得无法再演唱。我为她扎了四十天的耳针，最后终于帮她解决了问题。

慢性咽喉炎的患者我治过很多，不能说100%手到病除，但也都有显著的疗效。但就算我天天去给人扎针又能扎好多少呢？如果变成用火柴棒按压，他们就都能自己给自己治病了，这才能造福更多的人。于是我在一位局长身上做了尝试。我每天给他按压一次耳穴，二十天后，折磨他半年的咽喉炎终于痊愈了。这以后，我就把治疗慢性咽喉炎的方法推广开来，让患者们都受益。

治疗时可以取双耳穴上的咽喉、肺、心、神门、肾上腺、内分泌、皮质下、枕，主穴是咽喉。每穴按压两分钟，其中主穴按压四分钟，全都压完后主穴再压一次。压完一只耳朵再压另一只，每天一次，一个月一疗程。如果声音嘶哑得严重，就把主穴换成肺，如果吞咽困难，心就是主穴。可以根据具体的情况调配。

除了耳穴，还要压手脚上的咽喉穴，一共八个点。这个穴在手背三、四指缝后约一寸处，手背手心各一个穴位。脚上的穴位参照手上的取。压穴时力道要强，一共揉六百次，顺时针逆时针各三百次。要有较强的酸麻胀痛的感觉，每天压一次。注意压的时候虽然要有强烈的感觉，但也别对自己下手太狠，以免伤到了皮肤。

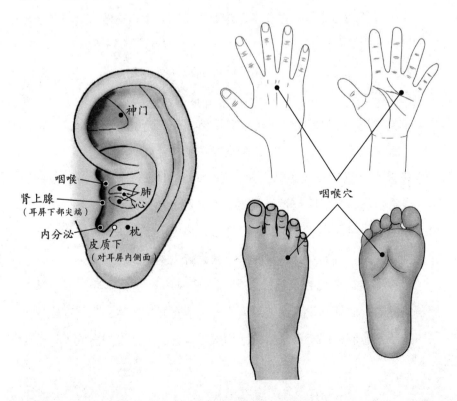

神门

咽喉
肾上腺
（耳屏下部尖端）
肺
心
内分泌
枕
皮质下
（对耳屏内侧面）

咽喉穴

有慢性咽喉炎的人可以每天早晚用淡盐水含漱口，含一分钟，然后仰头多漱一会儿。淡盐水能杀菌消炎止疼，不但得慢性咽喉炎的人可以用，牙龈经常出血的人用效果也不错。再有就是饮食方面，不能吃辛辣和油炸的食物，更不要抽烟喝酒。不要大声说话，或者说话过久，否则很容易让炎症加重，咽喉会因为说话丧失大量水分，非常不舒服，还会咳嗽得厉害。还有一点就是预防感冒，感冒会让慢性咽喉炎加重，使病程变得更长。

咽喉病是个顽固病，不容易根治，还容易反复发作。所以不要觉得稍好一些就放弃治疗，要想效果好，就要坚持两到三个疗程，即便治愈了，也再按压一个疗程来巩固一下，这样效果更好。其实老年人自己治病要比年轻人占优势，我们的时间更充裕，性子更沉稳，有耐心，所以很多人都能持之以恒，不像年轻人多半途放弃了。

3. 老年肺炎速效退烧按摩法

治疗肺炎以耳穴为重，主要取双侧耳穴上的肺、气管、交感、神门、肾上腺、内分泌、皮质下、枕，其中气管、肺、交感、皮质下为重点，每个穴位按压三分钟，重点穴按压五分钟。配双手上的哮喘点，还可以在双臂曲池穴下侧各觅两个高升点，高升点按的时候会有明显的痛感，大家要注意体会，养成自己找高升点的习惯。至少强刺激十分钟。

肺炎是临床上最常见的感染性疾病之一，也是小孩和老年人特别容易得的一种疾病。最常见的是细菌感染造成的肺炎。老年人一般免疫功能都比较差，而且本身已经存在一些问题，比如有些老人患有糖尿病、肿瘤，再有一些老人喜欢喝酒，或动过大手术，都容易并发肺炎。以前我治疗的肺炎患者比较多，现在逐渐少了，医疗水平高了，去医院也容易了，大家都不把肺炎当回事了。

老年人得了肺炎一方面要积极用药，另一方面也要注意按压穴位，同时还要注意日常生活。因为老人在得肺炎时比年轻人更容易引起休克，危及生命，所以要多管齐下，才能救自己于危难。

治疗肺炎以耳穴为主，主要取双侧耳穴上的肺、气管、交感、神门、肾上腺、内分泌、皮质下、枕，其中气管、肺、交感、皮质下为重点，每个穴位按压三分钟，重点穴按压五分钟，全按完之后再把重点穴按压一次。配双手上的哮喘点，还可以在双臂曲池穴下侧各觅两个高升点，高升点按的时候会有明显的痛感，大家要注意体会，养成自己找高升点的习惯。至少强刺激十分钟。

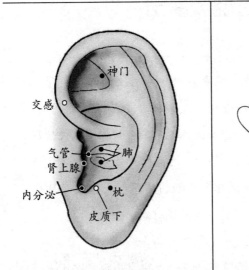

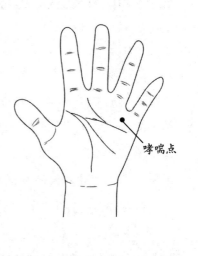

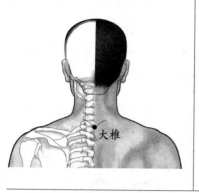

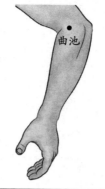

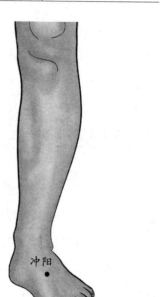

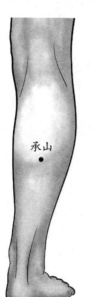

大椎：低头，后脖颈最高一块骨头下凹陷处。

曲池：屈肘呈90度，肘横纹外侧端和肱骨外上髁中点处。

合谷：手背虎口处，于第一掌骨与第二掌骨间凹陷中。

外关：腕背横纹中点上两寸，尺骨与桡骨之间。

承山：腘窝横纹中点与外踝尖连线中点处。

冲阳：足背最高处，两条肌腱之间，按之有动脉搏动感处。

肺炎有一个明显的特征就是发高烧，很容易烧到40℃，所以快速退烧是治疗的关键之一。如肺炎伴发烧，可加退热穴位。取耳穴上的两个肺点和皮质下，每个穴位至少按压十分钟，体穴取大椎、曲池、外关、合谷、承山、冲阳，每穴至少按压十分钟。

有几种情况希望老年人注意，第一是不要受凉，尤其是淋雨，淋雨之后感染肺炎的老年人特别多。再有就是特别累的时候，喝醉了以后，本身有一些老年病时，更要注意肺部的健康。现在死于肺炎的人虽然没有以前多了，但也没有明显下降的趋势，反而因为乱用抗生素、环境污染等问题，使死亡率略有升高。所以大家在冬季和初春的时候更要小心再小心，最好不要患上这个病。

4. 自己在家也能治好老慢支

（一）在双侧耳穴上选取咽喉、气管、肺、肾、脾、神门、肾上腺、内分泌、皮质下、枕、平喘这几个穴位，每个穴位用火柴棒压两到三分钟，其中咽喉、气管、肺穴可以重复再压一次，以增强疗效。

（二）(1)食指、中指、无名指并拢，中指正对右肺点，食指和无名指分别位于指尖和手腕方向，用力向掌内侧压，默念一百个数；然后仍用三指，压手背右肺点对应处，默念一百个数。用同样的手法压气管点、左肺点。

(2)食指尖对右肺点、中指尖对气管点、无名指尖对左肺点，用力握拳，以各个穴位有酸胀感为度，可以默念二百个数。

(3)两手手掌的指压法相同，在压完掌心之后，再用同样的方法来压迫掌背相应的部位，两手手背各压一遍，以两手掌心与手背均有胀热感为有效。

结束动作为周氏夹指法：右手拇指放到左手拇指上，双手交叉用力捏紧，有胀痛感，默念二百个数。左手拇指再放到左手拇指上，重复动作。

（三）鼻穴的按压方法：食指与大拇指指尖对齐平贴，食指尖放到咽喉穴上，拇指指尖放到肺穴上，低头使穴位有胀痛感，默念二百个数，有配合治疗作用。

有这样一种说法：咸菜吃得太多，容易引发咳嗽，甚至会咳痰。所以父母经常教育孩子，吃菜时不要太咸。不过我们仔细观察会发现，小孩子很少见咳痰，倒是老年人十分常见。

每当天气寒冷的时候，尤其是冬天，老人咳得更为厉害，而一旦到了温暖的春天，症状就会减轻许多。在医学上，把这种连续两年以上，每年持续三个月以上的咳嗽、咳痰或气喘现象称为慢性气管炎，是一种易发病。五十岁以上的患病率为10%～15%。而且这种病很难根治，容易反复发作，是威胁中老年人健康的大敌。

我自己就曾患过慢性气管炎，值得高兴的是，通过火柴棒压耳穴两个月，同时配合手穴治疗，现在已经康复了，四年之内没有复发过。这个疗法非常有效，我的大女儿原来患了肺结核，治疗好了后却转为慢性气管炎，用了很多的药都没有效果。但她采用我说的火柴棒压耳穴的方法后，四个月就康复了。

我的老朋友作家鲁彦周和他妻子张嘉给我写过一封信，原来他们也患上了慢性气管炎，特意写信询问火柴棒压耳穴的办法。下面我就把耳压配合手压的方法告诉大家。

（一）在双侧耳穴上选取咽喉、气管、肺、肾、脾、神门、肾上腺、内分泌、皮质下、枕、平喘这几个穴位，每个穴位用火柴棒压两到三分钟，其中咽喉、气管、肺穴可以重复再压一次，以增强疗效。因为这三个穴位密切相关，构成一个整体，而且也是产生病变的关键位置。其他几处穴位也是同样的道理，从医理上说，痰是从脾脏分泌产生的，所以治疗脾脏对于化痰镇咳有很好的疗效；神门穴有镇静、安神的作用，如果气管炎的症状主要是痰太多，那么可以不用按压神门穴。

一般一个月为一个疗程，在第一个疗程的头十天可以每天早晚各压一次，十天之后可以改成每天压一次。长期坚持，肯定会有效果。一个疗程之后可以休息两天，也可以不休息继续下一个疗程，一般需要两到三个疗程，对于病情比较严重的人可能需要五到六个疗程。

其间还可以配合捏脊疗法。患者背部朝上俯卧，家里人两手大拇指与食指并拢，从尾椎骨起，沿着脊柱向上连皮带肉捏，用力捏起，捏起马上放下，一点也不要漏过，一直捏到脖子然后到发际线位置为止。一天捏一次，一次捏五到九遍。

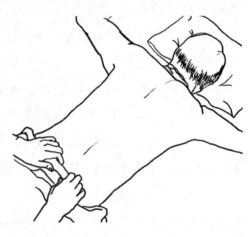

（二）手穴、脚穴指压法。

(1)食指、中指、无名指并拢，中指正对右肺点，食指和无名指分别位于指尖和手腕方向，用力向掌内侧压，默念一百个数；然后仍用三指，压手背右肺点对应处，默念一百个数。用同样的手法压气管点、左肺点。

(2)食指尖对右肺点、中指尖对气管点、无名指尖对左肺点，用力握拳，以各个穴位有酸胀感为度，可以默念二百个数。

(3)两手手掌的指压法相同，在压完掌心之后，再用同样的方法来压迫掌背相应的部位，两手手背各压一遍，以两手掌心与手背均有胀热感为有效。

结束动作为周氏夹指法：右手拇指放到左手拇指上，双手交叉用力捏紧，有胀痛感，默念二百个数；再以左手拇指放到右手拇指上，然后依次交叉用力捏紧，默念二百个数。这样做主要用来刺激手穴上的前头、头顶、偏头、后头等几个脑穴，有强脑健体的作用，可以增强身体抗病力。

在两脚脚掌与手掌取穴的相对应部位，可以参考手掌掌心的按压方法，用同样的方法方式做上一遍，以脚掌掌心发热为有效。脚穴用途是

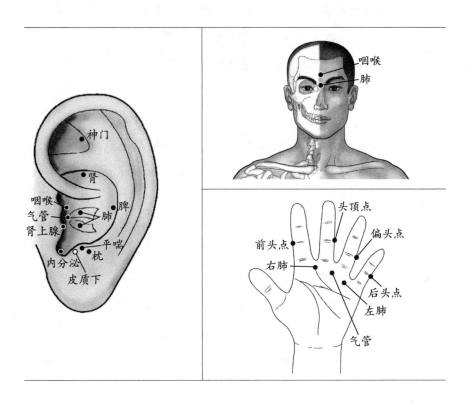

很大的，大家可不要小看了它。脚上的五七穴比手穴更有效，可以作为按摩重点，必事半功倍。

（三）鼻穴的按压方法：食指与大拇指指尖对齐平贴，食指尖放到咽喉穴上，拇指指尖放到肺穴上，低头使穴位有胀痛感，默念二百个数，有配合治疗作用。做这个动作时一定要先把指甲剪短，不然就不是手指尖在按压了，指甲会把肉抠得很疼。

5. 找到高升点，治好肺气肿

> 取双侧耳穴：肺、气管、交感、神门、肾上腺、内分泌、皮质下、枕，配双手上的哮喘点。
>
> 另在双臂曲池穴下侧各觅两个高升点。

我曾遇见一个垂危的肺气肿老人，六十多岁，被其妻放置在硬门板上，奄奄一息，看来两人关系不和睦，妻子怕他死在床上，故而让他睡门板。我这个人好管闲事，想死马当成活马医，救一救这个垂危老人，在征得家人同意之后，我取他双侧耳穴：肺、气管、交感、神门、肾上腺、内分泌、皮质下、枕，配双手上的哮喘点。我遇到这个病人的时间比较早，那时还经常给人扎针，没有把按压的手法推广开来。我在他耳朵上弱刺激留针一小时，手针强刺激，运针6～8分钟，留针十五分钟，结果出现了奇迹，扎完针以后，他哮喘停止了，转危为安，可以起床，活动自如。

我检查其身体，并无异状，就询问了他的饮食习惯。他喜欢吃猪肉，猪肉虽然是有营养的东西，能生血补虚，但是吃得多了容易生

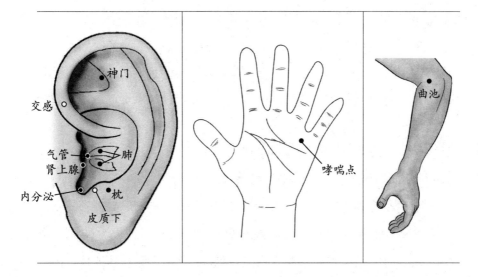

痰，它对津液有补益的作用。于是我便告诫他："猪肉是生痰之物，少吃。"但可惜的是，这个人只平安地活了一年。春节之前，家家宰猪，他东家吃到西家，直吃得一泻不止，屙血不治。一般人觉得他的死跟肺气肿的老病没什么关系，是消化问题，其实不然。肺与大肠相表里，此是里病传表。中医是讲究禁食的，一切慢性支气管病、肺气肿、肺不张的患者，的确不宜多食猪肉猪油，此人就是一个生动的例子。原本我是想多为他扎几次针，但本人不愿意，也只好作罢。这也告诉我们治病必须彻底，不可半途而废。

除耳穴高升点外，双臂高升点作用也很大，针刺与棒压、指压均可。双臂高升点可在曲池穴下侧找。有中医基础的人可以尝试针刺，一般读者可以单纯按压，两者都有很好的治疗效果。压耳穴的话每穴按压三分钟，重点穴压五分钟，全压完后重点穴再压一次。高升点可以按压十分钟。

肺气肿让人觉得最痛苦的就是呼吸困难。肺泡出现了问题，跟外界的气体交换不能正常进行，别人呼吸一次就能补充不少氧气，但是得肺气肿的人呼吸一半都是在做无用功，肺里面的残气不能排干净，人容易缺氧。所以要在呼吸上下工夫，让呼吸变得更有用。

要学会两种呼吸方法，一种是腹式呼吸，一种是缩唇呼吸。腹式呼吸能锻炼膈肌，就是肺下面，把胸腔和腹腔分开的那块肌肉。膈肌活动性大了，就能更好地把肺里面的气体压出去，肺的通气量就大了。缩唇呼吸要用鼻吸气用嘴呼气，呼气时嘴唇像吹口哨那样拢在一起，呼气时间是吸气时间的两倍，这样能尽量把气呼出去。这两种方法平时要多练习，发病的时候能解决不少问题，还是非常好用的。

像刚才说的那个例子中，猪肉是肺气肿病人不能多吃的，那什么是对调理肺部有好处的食物呢？能够化痰养津液的东西是大家的好帮手，比如藕汁、梨汁、萝卜汁等都可以喝，直接把新鲜的材料榨成汁，然后放碗里蒸热就可以喝了。民间也经常用这些东西调理肺病，大家都熟悉，用了这么多年，也说明它们确实有一定的作用。

6. 耳穴配手穴，治疗肺心病

> 取耳穴的肺、气管、神门、肾上腺、内分泌、皮质下、枕，配合手上无名指与小指间的高升点。

慢性肺源性心脏病简称肺心病，是我国老年人的常见病，每一千个人里就有四个人得这个病，而且患病率会随年龄的增大而增加。从这个病名我们也能看出来，是先有肺的病，比如阻塞性支气管炎、肺气肿等，年久不愈，慢慢地累积到心了，导致右心室增大，也就发展成肺心病了。

运用耳穴配合X形平衡法可以改善肺心病的症状，比如咳嗽、咳痰、气喘、呼吸困难等，但不能根治，这个要跟大家先说清楚。毕竟没有一种医学疗法能包治百病的，凡是说所有病都能治的也必是在骗人。

以前有位姓马的有肺心病的患者，他病得比较重，一度病危，我给他取的穴是耳穴的肺、气管、神门、肾上腺、内分泌、皮质下、枕，配合手上无名指与小指间的高升点。当时我用的是针刺的方法，手上的高升点要深刺，但不能刺透，强刺激五分钟后拔针即可。经过我的治疗，他转危为安了，以后症状也得到了很大的改善。如果是没学过针灸的人，可以用按压的办法，耳穴每个按压三分钟，手上的两个高升点强刺激，每个穴按压5～10分钟。

慢性支气管炎、哮喘、肺气肿等是这个病的排头兵，所以最好把它们控制住，不发展成肺心病。有肺心病的人也要像肺气肿病人那样，练习腹式呼吸和缩唇呼吸。痰多气喘的人还可以吃柚子炖鸡，柚子肉放到鸡肚子里，炖熟后喝汤吃肉，每周吃两次就行。柚子的口味比较清爽，适合老年人吃，而且营养丰富，能理气化痰、润肺清肠。最近有不少人问我能不能喝超市里卖的蜂蜜柚子茶，觉得这个又方便又是柚子加蜂蜜，对润肺化痰比较好。但其实大家看看产品说明就知道了，这里面的蜂蜜并不多，而且味道比较甜腻，没有自己做的好，所以不要用它当食疗的饮品用。喜欢喝蜂蜜柚子茶的人可以把柚子皮剥下来，去掉里面的

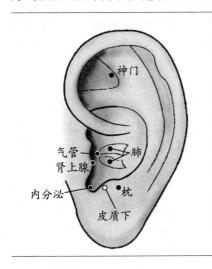

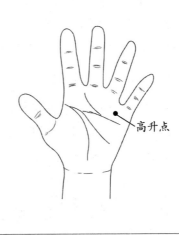

白色絮状的白瓤，然后把皮洗净，切一切，煮一煮，加蜂蜜调一下，就是自制的蜂蜜柚子茶了，比外面买的健康，大人小孩都能喝，可以作为全家的饮品。

7. 帮哮喘老人摆脱烦恼

> 耳穴上的肺、喘点、平喘、气管、交感、神门、肾上腺、内分泌、皮质下、枕，以肺、喘点、平喘为主穴，手也取哮喘点，脚在相应的位置取哮喘点，手臂上的两个高升点在手臂内部，臂弯前侧，具体的地方要找压痛点。

哮喘患者越来越多，这与我们的饮食和环境很有关系，尤其生活在恶劣的城市环境中的人，更要小心，这种病虽然可以控制得很好，但是一不小心也会致命。治疗哮喘病人多了，我有一个感觉，大家觉得哮喘是过敏引起的，不接触过敏原就没事了，哮喘也就算好了。这种理解可有点片面。哮喘是一种慢性病，需要长时间的治疗，而且总反复发作的话还可能变成其他肺病，比如我们前面说过的气管炎、肺气肿等，它可不是一个那么单纯的疾病，所以治疗的时候也要坚持，好了就不管了可不行。

我治疗过一些哮喘病人，有一位印象深刻。那是一位老妇人，她得哮喘已经很多年了，有一次她的情况很危重，大队书记就来找我，让我给她瞧瞧。虽然当时我还有重要的家事，但救人永远排在第一位。那时人们普遍的生活水平都不是很好，病人又是农民，家境很困难，这个病她已经拖了很久，时好时坏。中医的针灸和按摩可以说是穷人的治病法宝，我就把这两样法宝用在了这位穷苦的患者身上。她情况危急，我马上给她针刺，扎了耳穴和手臂，当我最终扎完的时候，她的情况出现了戏剧性的转变，居然能从床上下来了，并且以后再没有复发过。

耳穴是我在治疗中常用的穴位，我认为这次起到如此神奇效果的要靠手臂上的高升点，这也是我在治疗过程中颇有价值的意外收获。

经过不断整理和摸索，我把治疗哮喘的穴位锁定为耳穴上的肺、喘点、平喘、气管、交感、神门、肾上腺、内分泌、皮质下、枕，以肺、喘点、平喘为主穴，手也取哮喘点，脚在相应的位置取哮喘点，这是治哮喘的特效穴，可持久压。手臂上的两个高升点在手臂内部，臂弯前侧，具体的地方要找压痛点。耳穴每个按摩三分钟，重点穴五分钟，全

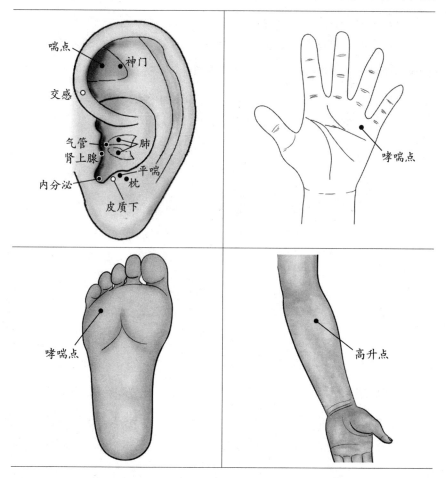

喘点　神门

交感

气管
肾上腺　肺
内分泌　平喘
　　　枕
皮质下

哮喘点

哮喘点

高升点

按完后重点穴再按一遍。手脚上的喘点和手臂高升点可按五分钟，高升点要强刺激。

除了按压，我还建议大家练习腹式呼吸。有的读者就要糊涂了，怎么这么多病都要练习这个呼吸方法呢？凡是有肺部问题导致的呼吸困难都可以通过这个方法缓解。有人跟我反映说："没想到这个也这么难练，虽然不疼不痒的，但是也挺费劲，一不注意就又变成胸腔的呼吸了，而且时间长了还觉得挺累的。"其实小孩刚生出来的时候很多都是腹式呼吸的，我们要做的就是让习惯成自然。练习的时候可以一边唱歌或者一边朗诵一边进行腹式呼吸，时间长了身体就习惯了。以后你不刻意这么做也会保持下去。

如果是有哮喘病根的老年人一定不要累着自己。很多老人不但做家务，还要带孩子，晚上睡眠还不好，这样就容易引起哮喘的发作。老人要学会自己心疼自己，把自己身体养好了就是给儿女积福，所以要学会抓大放小，不要因为眼前的活引起大病。

8. 老年皮肤痒，调肺是关键

> 耳穴取肺、腮腺、神门、肾上腺、内分泌、枕，以肺和腮腺为重点。手穴取肺和后头点。同时可以指压曲池和血海。

为什么把皮肤瘙痒放到肺病里来说呢？中医讲肺与人的皮肤联系紧密，肺能濡养皮肤，肺热、肺燥，皮肤就干燥。老年人容易被风、湿、热等邪气侵袭，加上本身皮肤分泌油脂和汗的功能下降，就很容易干燥瘙痒。

皮肤痒一般冬天比较明显，有的是全身都痒，晚上夜深人静的时候更明显；也有的只是局部痒，比如外阴、肛门、头等地方。这种痒不是由皮肤病或者其他病症引起的，只是单纯的老年问题，但很让人难受。我见过有的人把身上抓得一条条血痕，结痂后那里的皮肤都呈黑褐色，还脱屑。

我给的方子是耳穴配手穴。耳穴取肺、腮腺、神门、肾上腺、内分泌、枕，以肺和腮腺为重点。手穴取肺和后头点。同时可以指压曲池和血海。耳穴每个压三分钟，重点穴压五分钟，全压完后重点穴再压一

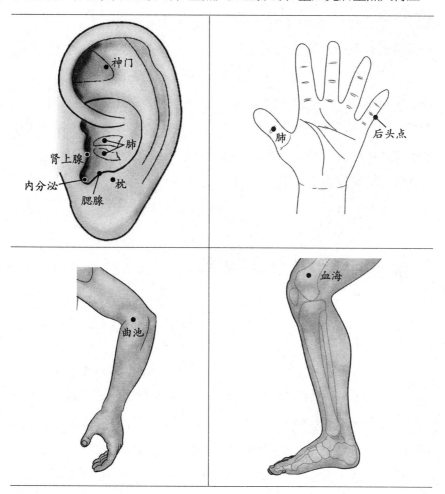

曲池：屈肘呈90度，肘横纹外侧端和肱骨外上髁中点处。

血海：屈膝，手掌五指向上握住膝盖，拇指与其他四指呈45度角，拇指指尖处就是。

遍。曲池、血海可以压五分钟。这个方子不但能治疗皮肤瘙痒，对神经性皮炎也有效果。

按摩的同时必须配合生活调理。不能总是靠挠止痒，越挠越痒，大家都有体会。痒的时候可以涂些润肤霜，用手擦擦，一会儿就能缓解。有些老同志喜欢用肥皂洗澡，这也不行，会刺激本来就瘙痒的皮肤。还有人喜欢泡热水澡，我认识一个北方老汉，他说泡澡有瘾，几乎每天都要去。泡澡确实能帮人缓解压力，还让这些老澡迷觉得浑身舒服，但是皮肤干痒的人就不适合了，这会加重瘙痒的症状。如果一定要洗水温高一点的澡，洗完之后也要擦点护肤液，或者简单地抹点食用油也可以。年纪大了我就喜欢穿棉的、宽大的衣服，好看不好看不重要，对老人来说最重要的是舒服，这也是皮肤瘙痒的人应该注意的。再有，皮肤干的人可以吃点维生素A，有时候小药能解决大问题。

9. 能健肺的按摩保健操

健肺的按摩法可取耳、手、脚上的肺、大肠、脾、肾、皮质下、枕、心、小肠等穴位，以肺、大肠、皮质下三穴为重点。

手掌四指之后的第一线为肺线，约在指后半寸之处，食指与中指之间为右肺，中指与无名指之间为气管，无名指与小指之间为左肺。加上手背面的三个相应点，即为外左肺、外气管、外右肺，两手共十二个点，加上脚穴十二个点(脚穴可参照手穴去取)共计二十四个点，每点按摩五到七分钟，以手掌的点为重点，即手掌的点按摩七分钟，手背的点按摩五分钟。

肺是人体的宰相,可谓位居要津。呼吸是人体活力的标志,停止呼吸就意味着死亡。窒息常是死亡之因。古往今来的气功师,其修炼的作用全在健肺养气。因此,健肺之作用特别重要,应予高度重视。

依中医理论,肺不仅司呼吸,亦主皮毛。呼吸系统疾病特别容易威胁人的生命与健康,肺弱不仅人体乏气,且易感冒。感冒是肺炎之先驱。皮肤其实为人体重要防线,既抗毒亦排毒。肺弱者易患皮肤病,皮肤癌是"死神帖子",毛发亦是人体健康标志。热生于肺,中医认为肺有调节人体体温的作用,因此肺穴有降高热作用。毛孔是肺的通道,高热无汗,需用肺穴发汗。肺主运化,所以也有帮助消化的作用。肺与大肠相表里,大肠是肺的"外交大臣",故而大便正常与否与肺有关,在健肺中应取大肠穴以配。中医认为土生金,脾土为肺之母,故健脾有助于健肺。金生水,肾是肺之子,子强母壮,健肾也可健肺,而皮质下为人体总指挥部,直接关联心与肺。枕穴主管泌尿生殖与运动系统,与肾密切相关,亦与肺密不可分。

由此可见,健肺的按摩法可取耳、手、脚上的肺、大肠、脾、肾、皮质下、枕、心、小肠等穴位,以肺、大肠、皮质下三穴为重点。

火性向上,心与肺经通行到手上,手穴实为健肺按摩的重点。手掌四指之后的第一线为肺线,约在指后半寸之处,食指与中指之间为右肺,中指与无名指之间为气管,无名指与小指之间为左肺。加上手背面的三个相应点,即为外左肺、外气管、外右肺,两手共十二个点,加上脚穴十二个点(脚穴可参照手穴去取)共计二十四个点,每点按摩五到七分钟,以手掌的点为重点,即手掌的点按摩七分钟,手背的点按摩五分钟,如能长期坚持下去,对于健肺自有无穷妙用。这种健肺的方法适合肺弱、容易感冒、经常得肺病的人用,是普适的按摩法,安全可靠,无副作用。

此外，捏脊、指压脐眼亦有健肺作用。

以上乃是单纯的肺保健按摩，如有慢性支气管炎、肺炎等病，可以加耳穴的交感、神门、肾上腺、内分泌等穴位。

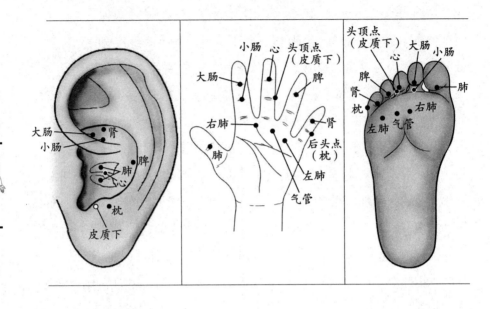

只要吃得动，身体没大病

——解决消化问题的按摩法

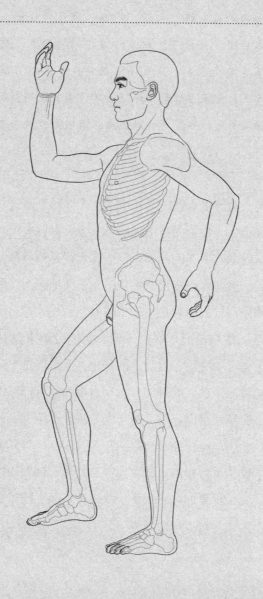

1. 胃炎靠养也靠按摩

> 取耳部的胃、脾、大肠、小肠、阑尾、交感、神门、肾上腺、内分泌、皮质下、枕。手足上的胃肠点、脾、大肠、小肠、额（前头点）、皮质下（头顶点）。以胃肠点、脾、额、皮质下为重点。针刺与棒压均可，体穴则用指压，取双足三里、双三阴交、双复溜、双太溪、双内关、双手三里、双曲池。

慢性胃炎一直伴随着我的老年生活。中年时期刚进入农场时，大馒头我只能吃半个，一段紧张劳动之后，大馒头每餐我可吃下四个。大食量保证了紧张劳动时所需的能量，但小肠无疑是超负荷劳动了，以致我得了慢性肠炎，大便无法成形，发作了便不住地腹泻，后来我得了水肿病，与死神擦肩而过，也与我小肠功能太差有关。

当时我自己按摩治好了肠炎，但事实上应该说我治好肠炎是相对的，因为到了七十岁之后，胃肠功能老化，毛病仍是不断。为了治疗慢性胃炎，我也付出了很大的努力。治疗胃炎我取耳部的胃、脾、大肠、小肠、阑尾、交感、神门、肾上腺、内分泌、皮质下、枕。手足上的胃肠点、脾、大肠、小肠、额（前头点）、皮质下（头顶点）。以胃肠点、脾、额、皮质下为重点。针刺与棒压均可，体穴则用指压，取双足三里、双三阴交、双复溜、双太溪、双内关、双手三里、双曲池。

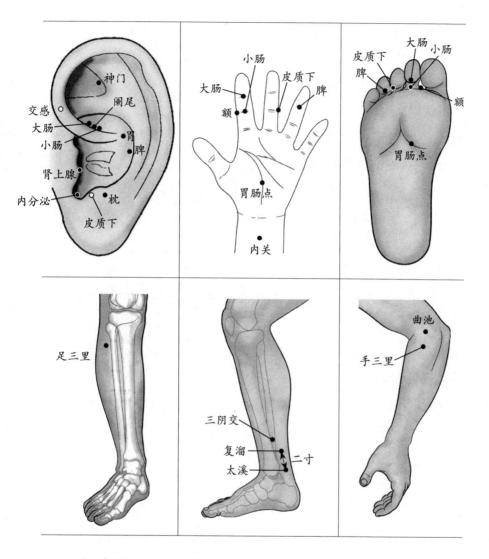

第三章　只要吃得动，身体没大病——解决消化问题的按摩法

内关：掌横纹上两寸，两根肌腱中间。

足三里：外膝眼下三寸、向外一寸处。可沿胫骨向上摸，至有突出的斜面骨头阻挡为止，旁边一寸就是此穴。

三阴交：四指并拢，小指靠在内踝尖上，食指上缘平行线与胫骨后缘交点就是。

复溜：小腿内侧，内踝尖上两寸，跟腱前缘。

太溪：内踝尖与跟腱之间凹陷处。

手三里：在前臂背面桡侧，当阳溪与曲池连线上，肘横纹下两寸。

曲池：屈肘呈90度，肘横纹外侧端和肱骨外上髁中点处。

有胃炎的病人可配合捏脊。捏脊对消化系统与肝胆特别有好处，当然也有利于胃肠道的保健。病人俯卧在床上，家人双手拇指与食指并拢，从尾椎骨沿脊柱向上捏（高血压患者需从颈部向下捏），连皮带肉用力捏起即放下，一直捏到后颈的发际处。一天捏一次，一次捏五到九遍。

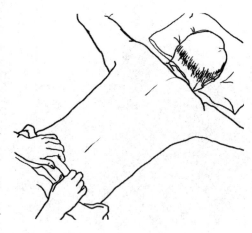

压压手脚耳，治好老毛病

除了慢性胃炎，我也治过急性的。仓镇街上有一六十岁老妇，既发高热，还呕吐长达七天七夜，本地医生束手无策，已到生命垂危的程度，其子求我上门治疗。这是我到仓镇之后，第一次义诊性出诊，很明显是有风险的，我本当婉言谢绝，但此人是个孝子，还说出了问题无需我负责。我被其诚意感动，又婉言谢绝他要给的报酬，登门治疗。

急性胃炎，本是难症，加上病人年迈，又大量脱水、无食，处于半昏迷状态。我决定采取耳针配体针，耳针比较保险，可以抗休克，体针则用来主攻胃炎（用针时取卧位，将枕头尽量放低与耳平，这也增强保险系数），取双侧耳穴：胃、脾、交感、神门、肾上腺、内分泌、皮质下、枕，另取手穴双胃肠点，配体穴双足三里。耳穴取弱刺激，扎上之后，留针一小时，手穴和体穴取强刺激八分钟，留针二十分钟。

这是一次奇效与奇迹的典型案例，一次扎针，不仅使患者热度退除，也停止呕吐，拔针后两小时，喝了一碗稀粥，晚上也睡得很安稳。一句话，没有花费一分钱，就让病人挣脱了死神魔掌，可谓其效如有神助，全家大喜。自此，我在该地赢得"万病一针"的美名，这次倒真的是一针灵。

其实这已是人体X形平衡法之萌芽，后来我把双胃肠点配双足三里，作为治疗消化系统疾病的要穴。治疗时用针刺与棒压均可，体穴用棒或指压时以痛感强为有效。

有很多胃炎病人胃疼的时候都喜欢按着，或者喜欢放个热水袋在胃部取暖，吃了东西不容易消化，舌苔还发白。这一般是胃寒导致的胃炎，这种类型的病人可以喝点小茴香粥。小茴香能健胃散寒，在中医来讲是味止疼的药，平时很多人家喜欢用它包包子、包饺子吃，胃寒的人不容易消化食物，所以做成茴香粥吃最好。

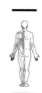

2. 告别折磨人的胃和十二指肠溃疡

> 在双侧耳穴上找到胃、脾、交感、神门、肾上腺、内分泌、皮质下、枕这八个穴位，再按照X形平衡法，寻找配合的体穴。我选取手穴的双胃肠点和两腿的足三里，与前面八个穴位一起按摩。

无酒不成席——从这句俗话就不难看出中国人喜欢喝酒。

可酒这东西，喝多了不仅损害肝脏，还伤胃！

以前，有一段时间，我喝酒过多，又因为母亲过世，以至于悲痛劳累过度患上了胃溃疡，这下子可遭了大罪。每次发病的时候，我饭后半小时内就会出现强烈的胃痛。这种痛苦让人疼得冷汗直冒，得持续一两个小时才会逐渐消失。可到了下次吃饭之后，我又会经历一次相同的痛苦。对别人来说是享福的口腹之欲，对我来说简直跟受刑一样。

胃溃疡患者和十二指肠溃疡由于肠胃黏膜被破坏，一旦进食时胃酸开始分泌，胃部就会出现强烈的疼痛感，就像被灼伤一样。那么什么时间胃溃疡最容易发作呢？冬春时节是胃溃疡的高发时期，因为咱们中国人过年时习惯大吃大喝，增加消化系统的工作。肠胃负担重，就容易出问题。

老年人，特别是男性，由于年轻时抽烟喝酒，加上工作压力又大，比女性更容易患上胃溃疡。这个病一定要及早治疗。胃溃疡拖延的时间越久，溃疡的症状就越严重。一旦发生急性胃肠道穿孔，患者随时都有生命危险！

要治疗胃溃疡，戒酒是第一要务。我已经戒酒三十多年了，现在滴酒不沾，就是为了防止胃溃疡复发。其次就是用X形平衡法按摩，在双侧耳穴上找到胃、脾、交感、神门、肾上腺、内分泌、皮质下、枕这八个穴位，再按照X形平衡法，寻找配合的体穴。我选取手穴的双胃肠点和两腿的足三里，与前面八个穴位一起按摩。在坚持按摩三个月后，我终于战胜了自己人生的宿敌——胃溃疡！

胃病可以说跟我一家人都有着不解之缘。我父亲一生都被胃病所折磨，大哥也时常被胃病所困扰。至今我仍保持警惕，小心谨慎地呵护自

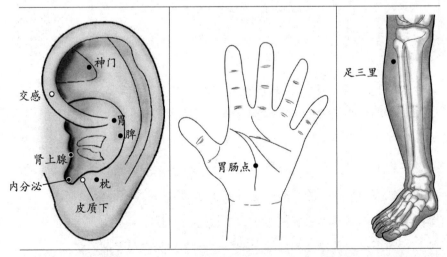

足三里：外膝眼下三寸、向外一寸处。可沿胫骨向上摸，至有突出的斜面骨头阻挡为止，旁边一寸就是此穴。

己的胃肠，防止胃病卷土重来。治病就像打仗，如果你不战胜疾病，就会被疾病击倒！

总结我多年来的行医经验，治疗胃病除了上述穴位之外，多用捏脊法也很重要。捏脊法能保健强化消化系统和肝胆系统，不但对治疗胃病有帮助，还能治疗失眠。

人人都说"老胃病"，可见胃的问题就是拖拖拉拉，想要彻底治好是个慢工夫的活。胃病靠治更靠养，光按摩却不注意饮食是不能去病根的。老年人的消化性溃疡属胃寒的可以喝良姜粥。古医书中经常提到它能治腹冷胃痛，可以先把几片高良姜用水煮了，煮到水剩下三分之二，再把姜捞出来，放入大米，小火慢慢熬成粥就可以了。也有很多老年朋友问我生姜行不行，生姜也能温胃，但一般感冒、呕吐时用得多，对虚寒消化性溃疡效果没有高良姜好。

3. 脾土保健按摩法

保健脾土的按摩可取耳、手、脚穴的脾、胃（手脚胃肠点）、额、心、小肠、肺、大肠、皮质下，应以脾、胃、心、皮质下为重点。

捏脊与指压神阙穴均有健脾作用。捏脊，从下向上捏，一天一次，一次五到九遍。指压神阙，意念集中神阙，自然呼吸一百次，一天压一次。

X形平衡法取穴，可取双足三里配双胃肠点、双三阴交配双内关，每穴指压六到七分钟。

还可配合摩腹。

前些天有个小伙子因为脾梗死住院，他跟我说的时候感到非常困惑，因为他根本就不知道脾在哪里，是个什么东西。重胃不重脾是普遍现象，因为食物并不经过它，所以大家就忽视了它的作用。

中医认为肾为先天之本，脾为后天之本，足见脾土的重要性。脾主管消化系统，是消化系统的统帅，也是内勤主管，离开了脾供应的营养，谁也活不了。脾统血。离开了脾，血就乱跑。血跑光，人便死。所以脾破裂时人就很危险，会因为大出血而死亡。脾主肌肉，若无肌肉，人就瘫痪了，亦无活力。脾与胃相表里，胃是脾的外交大臣，是人体重要的加工厂。西医认为胃是人体小大脑，与大脑皮层关系密切。

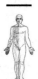

其顶头上司则为前额，前额分管精神系统与消化系统，因而患胃病，也与人的情绪抑郁、忧愁有关。精神受刺激，直接影响胃的消化功能。火生土，心火是脾土之母，母壮则子强，心火与脾土关系密切。心与小肠相表里，小肠直接关系脾土。土生金，肺金则是脾土之子，子壮母壮，关系不浅。肺与大肠相表里，大肠亦与脾土关联甚大。皮质下联系心火，又是人体总指挥部，与脾土当然亲密。

从上面错综复杂的关系来看，保健脾土的按摩可取耳、手、脚穴的脾、胃（手脚胃肠点）、额、心、小肠、肺、大肠、皮质下，应以脾、胃、心、皮质下为重点。

捏脊与指压神阙穴均有健脾作用。捏脊，从下向上捏，一天一次，一次五到九遍。指压神阙，意念集中神阙，自然呼吸一百次，一天压一次。

X形平衡法取穴，可取双足三里配双胃肠点、双三阴交配双内关，每穴指压六到七分钟。

摩腹：一手手掌放到神阙穴上，一手手掌放到丹田穴上，以两穴为中心大幅度摩动，顺时针方向与逆时针方向各八十一次，此法不仅可以健脾胃，亦有防治胃肠道疾病的作用，长期坚持，十分有效。

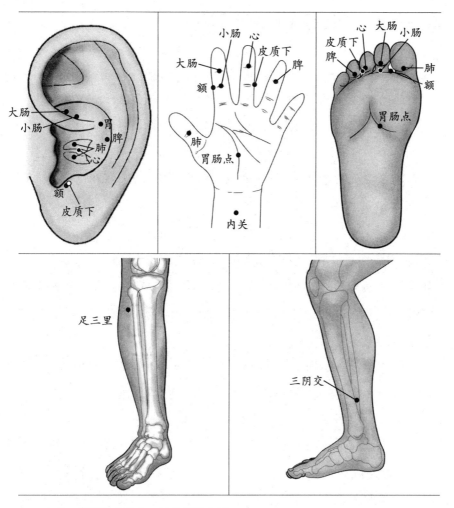

内关：掌横纹上两寸，两根肌腱中间。

足三里：外膝眼下三寸、向外一寸处。可沿胫骨向上摸，至有突出的斜面骨头阻挡为止，旁边一寸就是此穴。

三阴交：四指并拢，小指靠在内踝尖上，食指上缘平行线与胫骨后缘交点就是。

健脾土切忌暴饮暴食和酗酒、抽烟，要提高饮食质量与多样化，尽量防止偏食，要尽量减轻胃肠负担，不可超负荷运行。精神上要尽量乐观，保持平常心，切忌背上思想包袱，使思想失去相对平衡，只有心理健康者，才会有健康的脾与胃。

第三章 只要吃得动，身体没大病——解决消化问题的按摩法

4. 病状不明显的慢性肠炎

治疗肠炎必须耳穴、手穴、体穴同时配合进行。我在双侧耳穴找小肠、大肠、交感、神门、肾上腺、内分泌、皮质下、枕这八个穴位，配合双侧手穴上的小肠、大肠、脾、头顶点、前头点五个穴位，再加上双侧体穴的足三里和三阴交这两个穴位。

人年纪大了以后，肠胃功能老化，肠道容易出问题。老年人饮食稍微不注意就有可能患上肠炎。一旦出现腹泻或便秘等毛病，如果不重视，拖久了就会转变成慢性肠炎。慢性肠炎看起来症状并不厉害，其实对人体损害很大。

得了慢性肠炎的人，腹部都会长期感到不适。如果你经常感到腹部隐隐作痛，四肢乏力，稍微吃点油腻或者冷的食物就腹泻，一天能上好几次厕所，那就得去检查自己是不是得了慢性肠炎！

要知道，小肠对于人体实在是太重要了！原因有二。第一是因为小肠与心脏互相对应，一旦其中一方出现什么状况，另一方就会马上产生反应。如果说心脏是皇帝，那么小肠就是心脏的"外交大臣"，可全权代表心脏发表意见；第二是因为人体所有的营养都是由小肠吸收的。没有小肠，我们吃进去的食物就不会转化为能量，支撑我们的身体和行动。仅仅这两条就足以说明小肠对于人类健康的关键作用。

古往今来的中国气功师，都把"意守丹田"作为基本功，说得神乎其神，让人不明白到底在说什么。其实，说白了，所谓的意守丹田，就是将意念集中到小肠。中医书籍上说"意到气到，气到血到"，一旦意念集中到小肠，人体的气就会到达小肠，血液也会跟着到达小肠，以达到强化小肠的目的。

治疗肠炎必须耳穴、手穴、体穴同时配合进行。我在双侧耳穴找小肠、大肠、交感、神门、肾上腺、内分泌、皮质下、枕这八个穴位，配合双侧手穴上的小肠、大肠、脾、头顶点、前头点五个穴位，再加上双

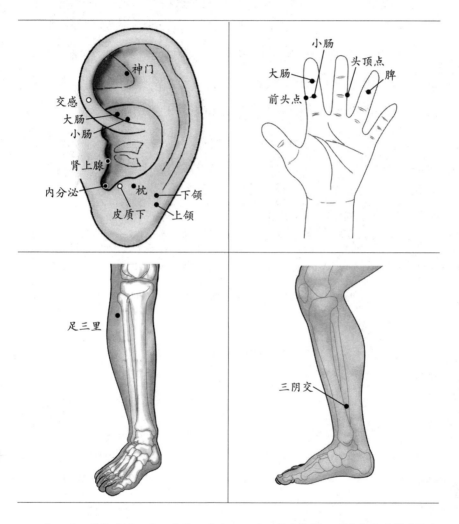

足三里：外膝眼下三寸、向外一寸处。可沿胫骨向上摸，至有突出的斜面骨头阻挡为止，旁边一寸就是此穴。

三阴交：四指并拢，小指靠在内踝尖上，食指上缘平行线与胫骨后缘交点就是。

侧体穴的足三里和三阴交这两个穴位，用扎针的方法强化治疗三个月的时间，慢性肠炎居然不药而愈！这些穴位同样可以按压，也能起到治疗肠炎的作用。如果是急性的肠炎要加耳上的上颌、下颌，这是治疗菌痢的特效穴位。

所谓肠道的保健按摩，就是要千方百计地强化小肠。根据我多年的经验总结，要注意下列几点。

一是要把捏脊和用手指压肚脐眼结合起来。捏脊我在前面已经讲到，大家可以参考。而用手指压肚脐眼，有益气壮阳的作用，直接有利小肠，对肠炎和便秘也有不错的医疗保健作用。

压肚脐眼的具体方法是先把指甲修剪干净，以一指隔衣服压在肚脐眼上，要能够感到压迫感，又不至于太难受。这时不要考虑太多事情，要摒弃杂念，把注意力集中在肚脐，这样可以接通心气，以自然呼吸一百次为限，每天压一次，可在睡觉前进行。

二是多用体穴的X形配法按摩：两腿的足三里穴配合两个胃肠点（或双手的三里穴）；双三阴交穴配双内关穴等。

三是食物疗法，最好的是吃生大蒜。大蒜能抑菌杀毒，是一种十分好的保健食品。

四是腹部按摩，分别以肚脐眼为中心和以丹田为中心，顺时针方向与逆时针方向各揉八十一次。

五是小吃小喝，千万不要一次性吃太多东西。饮食要留有余地，尽量不要增加小肠的负担。就像工作一样，突然猛加班，谁都受不了。

六是少吃油腻食物与刺激性太强的食物，还有不易消化的食物。如油炸鸡腿、麻辣火锅、牛筋之类的。

压压手脚耳，治好老毛病

5. 压脐揉腹按支沟治疗老便秘

> 压脐眼、揉腹。
>
> 可压双足临泣、双阳陵泉、双支沟、双耳上的便秘点。也可简单一点，直接用两手指持久压外关和支沟穴，特别有效。

人体的功能是一个完整的循环，有进就得有出，如果光进不出，那可是传说中吃财宝的神兽貔貅才有的本事！所以，就算吃了再好再有营养的食物，最后也得排出体外。如果排不出去，堆积在肠道里，就会变利为害，增加身体的毒素。

而中老年人由于肠胃功能退化，比年轻人更容易患上便秘。症状轻的三四天大便一次，重的六七天才大便一次。便秘拖久了就会腹胀如鼓，看上去就觉得难受！不少老年朋友向我求助，询问怎么解决便秘的毛病。

其实，便秘的治疗方法很简单，难就难在要坚持长期治疗，不能松懈。

前面我们提到的用手指压肚脐眼看似简单，但其实是一种非常好的治疗便秘的方法，既简单又有效。我常年坚持用压肚脐眼的方法按摩，至今八十多岁，从无便秘现象。有便秘症状的朋友，不妨用这个方法试一试，长期坚持下去，有百利而无一害。

除压脐眼、揉腹外，也可压双足临泣、双阳陵泉、双支沟、双耳上的便秘点。也可简单一点，直接用两手指持久压外关和支沟，特别有效。

压耳穴和手穴治疗便秘不单单局限于老年人，年轻人便秘时也可以这样做。《玉龙歌》上说："大便闭结不能通，照海分明在足中，更把支沟来泻动，方知妙穴有神功。"支沟历来就是治疗便秘的要穴，很多人单靠按支沟也能解决便秘的问题，它真是一个有神功的特效穴。

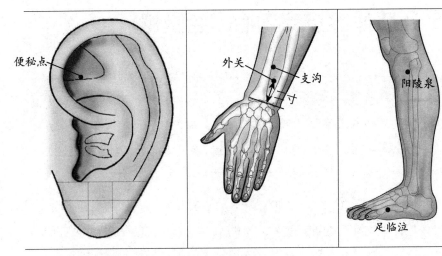

外关：腕背横纹中点上两寸，尺骨与桡骨之间。
支沟：腕背横纹上三寸，尺骨与桡骨之间。
足临泣：第五趾长伸肌腱外侧凹陷中。
阳陵泉：小腿外侧，腓骨头前下方凹陷处。

6. 胃肠功能好，肚子不再胀鼓鼓

> 治疗胃肠胀气可以压双耳上的交感、大肠、小肠、胃、上腹、下腹和三焦，以胃和小肠为重点。加足三里和三阴交。

消化不良会嗳气、矢气，从嘴出来叫嗳气，从肛门出来叫矢气。这是消化不良的一个表现。但有的老年人即使不吃东西，也会胀气，到了下午，尤其是傍晚，肚子就圆滚滚的，很胀，这就不是简单的消化问题了。

胃肠胀气其实很难受，厉害的时候肚皮好像要被撑开，如果能把气排出去还好，如果放屁又放不出来，或者在公共场合，硬憋着不放，那就更难受了，肚子里的气有时候好像会游走一样，窜得整副肠子都疼。

治疗胃肠胀气可以压双耳上的交感、大肠、小肠、胃、上腹、下腹

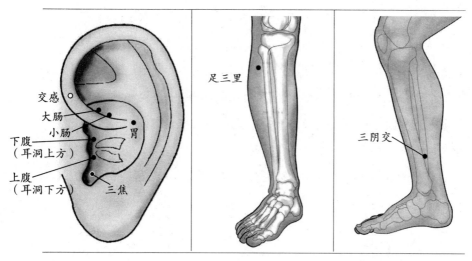

交感
大肠
小肠
下腹
（耳洞上方）
上腹
（耳洞下方）
胃
三焦

足三里

三阴交

足三里：外膝眼下三寸、向外一寸处。可沿胫骨向上摸，至有突出的斜面骨头阻挡为止，旁边一寸就是此穴。

三阴交：四指并拢，小指靠在内踝尖上，食指上缘平行线与胫骨后缘交点就是。

和三焦，以胃和小肠为重点。加上足三里和三阴交。

这个取穴很明显，就是以胃肠为主，调理胃肠的功能。足三里是胃经上的主要穴位，是强壮身心的大穴。不光胃肠问题需要它，它还能调节机体的免疫力，增强抗病能力，特别适合老年人保健用。中医典籍《马丹阳十二穴歌》中有记载说："（足三里）通心腹胀，善治胃中寒，肠鸣并泄泻。" 三阴交是三阴交汇处，足太阴脾经、足少阴肾经、足厥阴肝经在此相交，可见它是人体的一个要穴，尤其是对阴性的东西，作用很突出。比如女性疾病就经常用到这个穴位，女性属阴，与其正好相合。按摩足三里和三阴交可以调理阴阳，使胃肠道通顺，胀气的症状自然就没了。老年人胃肠蠕动性差，导致食物不容易消化，里面的空气不容易被肠道吸收，而且人老了其他的病就多，胃、肠、肝、胆、胰的疾病都可能使胃肠胀气。

如果胀气了一段时间，就要注意有没有其他疾病，是单纯的胃肠道老化和生活习惯造成的还是其他疾病造成的。老年人很爱吃杂粮，尤其是各种豆子，因为现在的大力宣传，酸奶也普遍受到欢迎。但是胀气的人这些东西都要少吃，因为它们在肠道消化时会产生气。老年人吃饭的时候切忌不要多言，以免吃进去太多空气。饮食要温热，所处环境也要温度适中。九月份的时候晚上在外面吃东西喝酒就很容易胀气，因为这时晚间的温度已经在逐渐降低，但人们穿的又普遍比较少，再加上外面吃饭会吃进去很多空气，就会让胃肠不舒服。

单纯的胀气不算大问题，只要生活中注意，每天按压一次穴位，基本上就可以解决。

7. 小肠保健按摩法

在压耳穴、手穴、脚穴中，取小肠为主穴。心与小肠相表里，配取心穴，强心与强小肠作用是一致的，故心穴亦为主穴(耳穴每穴压两分钟，手脚穴每穴压四分钟，主穴可以加一倍，即耳压四分钟，手脚压八分钟，即在压完全耳、全手穴位之后，将主穴重复压一遍)。木生火，肝为心之母，配穴为肝穴；大肠与小肠密不可分，可配大肠；肺与大肠相表里，可配肺；脾有运化功能，配脾；皮质下为大脑皮层代表区，是指挥中心，与心关系密切，配皮质下；前头点分管消化、神经两系统，配前头(在耳穴为额)。

心是人体之君主，统治全身，又与小肠相表里，也就是说小肠是心之"外交大臣"，可以全权代表心脏履行职责。人体的胃不过是加工厂，只管加工，人体所需的营养绝大部分是由小肠吸收，小肠不仅承担供应全身营养的任务，还有分别清浊、主管大小两便的作用，因而小肠是人体健康的关键。

在压耳穴、手穴、脚穴中，取小肠为主穴。心与小肠相表里，配取心穴，强心与强小肠作用是一致的，故心穴亦为主穴（耳穴每穴压两分钟，手脚穴每穴压四分钟，主穴可以加一倍，即耳压四分钟，手脚压八分钟，即在压完全耳、全手穴位之后，将主穴重复压一遍）。木生火，肝为心之母，配穴为肝穴；大肠与小肠密不可分，可配大肠；肺与大肠相表里，可配肺；脾有运化功能，配脾；皮质下为大脑皮层代表区，是指挥中心，与心关系密切，配皮质下；前头点分管消化、神经两系统，配前头(在耳穴为额)。如耳、手、脚穴配合，便可形成小肠保健压穴操，长期保健按摩，必然有效。

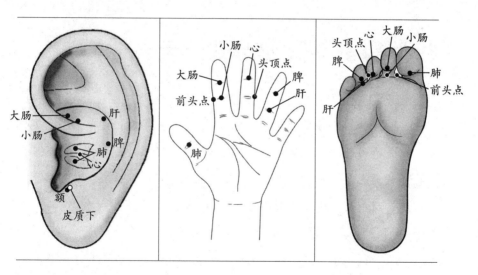

保健小肠的辅助方法。

(1)捏脊与指压脐眼。捏脊从下向上捏，一天捏一次，一次捏五到九遍，既有健脾胃作用，也有健小肠、大肠作用。指压脐眼，可隔单衣压在脐眼上，有压迫感即成，意念集中脐眼，自然呼吸一百次，一天压一次，对保健小肠有很好的作用。

(2)下腹部按摩操。一手放到脐眼上，另一手放到丹田穴上(在脐眼下三寸)，可以顺时针方向与逆时针方向大幅度摩动各八十一次。此法长期坚持，既可防治慢性肠炎，亦可延缓老人小肠功能老化，作用良好，每天一次。

(3)X形平衡体穴取穴法，可取双三阴交配双内关、双足三里、双胃肠点，每穴指压六到七分钟，要有较强的酸胀痛感，每天一次，可配耳、手、脚压及其他辅助手法进行。

以上是一般的保健小肠的按摩法，亦有医治疾病作用。如有结肠炎等病，可加压耳穴神门、交感、肾上腺、内分泌、枕等穴位，贵在坚持，只要长期坚持，必有良效。

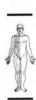

8. 消除脂肪肝，快乐每一天

> 压耳部和手足上的肝、胆、交感（手、足上没有）、神门（脚为昆仑）、肾上腺、内分泌（手、足上没有）、皮质下（头顶点）、枕（后头点）。体穴取双曲泉、双曲池、双足临泣、双中渚，然后配上捏脊。

一天电话响了，来电话者说肚子胀痛，人很乏力，向我求解决的办法。我问了一下，说是右上腹痛，因为电话里说不清楚，我只按照人体X形的原理，中间有病四边治，让他在与痛点平行的右手的手臂上找一个压痛点，压压看看，实际就是相当于曲池穴的位置。同时建议他去医院检查一下，确诊是什么病引起的胀痛。

检查结果他得的是糖尿病和脂肪肝，经药物治疗，血糖是降了一些下来，可脂肪肝仍无法解决，又电话来求方，此人已年过六十岁了，体重一百八十多斤，比较胖。他说一个月前，发现除了没劲以外，右侧上腹部总是感觉胀胀的，并且有点隐隐的发痛，经医院检查，空腹血糖18mmol/L，尿糖为阳性。现在血糖控制得还不错，空腹血糖是6.8mmol/L，尿糖呈阴性，但是肝功能仍有问题，B超检查发现肝脏有轻度肿大，而且提示有"特异性脂肪波形"，血脂检查甘油三酯和胆固醇均升高，医生诊断为糖尿病性脂肪肝。而且身上出现了不少红色的蜘蛛痣。

我给他开了一方，压耳部和手足上的肝、胰胆、交感（手、足上没有）、神门（脚为昆仑）、肾上腺、内分泌（手、足上没有）、皮质下（头顶点）、枕（后头点）。体穴取双曲泉、双曲池、双足临泣、双中渚，然后配上捏脊。按摩了一个月之后，他打电话来说乏力和疼痛的现象消失了，病情好了很多，表示感谢。

脂肪肝是各种原因引起的肝细胞内脂肪堆积过多的病变，无明显症状，一般体检时可查出，它严重影响老年人的身体健康，成为仅次于病毒性肝炎的第二大肝病，由于隐蔽性强，转变病情凶猛，是不可忽视的

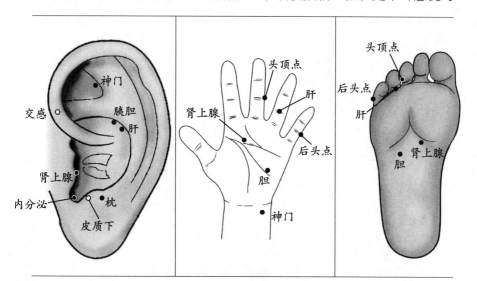

疾病，因此越早诊断并及时治疗是非常重要的。

　　蜘蛛痣的出现是轻度脂肪肝的症状表现，可以作为自我诊断的标准之一。另外有脂肪肝的患者食疗上要特别注意，不宜吃得太饱和太油腻，避免脂肪过多合成；同时可适当多选用脱脂牛奶、鸡蛋清、鱼类、虾类等高蛋白低脂肪的食物，促进肝细胞复原和再生。动物内脏、蛋黄、蟹黄、鱿鱼、沙丁鱼、脑髓、鱼卵等含胆固醇高的食物是必须限制

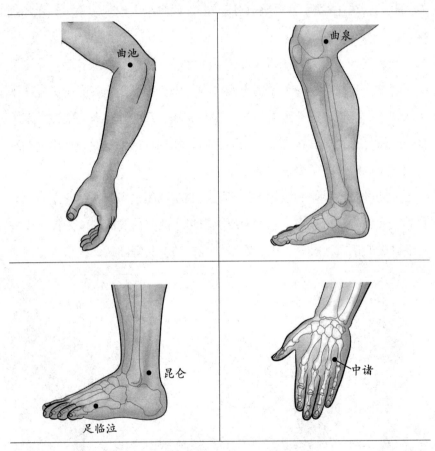

曲池：屈肘呈90度，肘横纹外侧端和肱骨外上髁中点处。
曲泉：屈膝，膝关节内侧横纹头凹陷处就是。
足临泣：第五趾长伸肌腱外侧凹陷中。
昆仑：外踝尖与跟腱之间的凹陷处。
中渚：手背第四、第五掌骨间，掌指关节近端凹陷中。

食用的。主食方面最好选用粗粮及小米等粮谷类，不吃或少吃精制糖类、蜂蜜、果汁、果酱、蜜饯、水果罐头和各类甜点心。每日食盐量也应该控制在五克以下，因为盐能增加胃液分泌，促进食欲。

9. 按摩改善古稀老人的肝硬化

> 压耳穴方：肝、心、肾、交感、神门、肾上腺、内分泌、皮质下、枕。

合肥市有一位七十多岁的老人，说是吃什么治皮肤病的中药，把肝脏吃坏了，转化为肝硬化，来求助我，我给他开了压耳穴方：肝、心、肾、交感、神门、肾上腺、内分泌、皮质下、枕。并且嘱咐他一定要多捏脊，一天捏两次脊柱，每次捏九遍。他嫌压穴麻烦，就选择了捏脊一项，虽然只用了这一个方法，症状却改善了不少，可想而知捏脊多么重要啊！（可参照42页捏脊图）

肝硬化在临床上也是比较常见的疾病，在日常生活中稍不注意，就很有可能患上肝硬化，并且这种疾病是不分年龄段的。前不久就有一位年轻的肝腹水患者前来求助，我同样开了上方，只耳上多加了一个腹水穴。肝硬化伴有腹水的可以加这个穴位。

老年人患这种病的概率也很高，老年人不同年轻人，当老年人进入肝

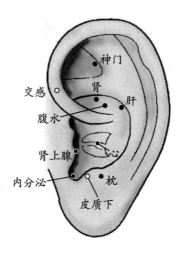

硬化晚期时那就相当地危险了，所以发现越早越好，如老年人发现如下症状时应及时进行治疗。1.低热症状。肝硬化患者因为本身的肝脏功能发生衰退，不能正常灭活身体内的致热性激素，这就导致部分属于活动性肝硬化的患者可能会出现不规则的低热情况。2.消化道症状。一般表现为营养状况较差，食欲明显减退，进食后即感到上腹不适和饱胀、恶心甚至呕吐，肝硬化晚期对脂肪和蛋白质耐受性差，进油腻食物，易引起腹泻。肝硬化患者因腹水和胃肠积气而感腹胀难忍，晚期可出现中毒性鼓肠。3.肝硬化腹水。肝硬化腹水的出现常预示着肝硬化已属晚期，在这种肝硬化晚期症状出现前常先有肠胀气。这也是肝硬化晚期症状之一。4.全身症状。一旦到了肝硬化晚期，肝功受损程度会很严重，会表现出一系列的全身不适症状，例如全身疲倦乏力、皮肤粗糙、多发性神经炎、肝脾肿大等，这些都是肝硬化晚期症状特点中非常明显的表现症状。

尤其是有病毒性肝炎、特别爱喝酒、胆汁淤积问题的老年人更要注意自己的肝，一旦发现不对劲就要去医院检查，然后及早治疗，千万不能拖。

10. 肝脏保健按摩法

保健肝脏之按摩，需用耳、手、脚上的肝、胆、肾、心、太阳(在手脚取偏头点)、皮质下(在手为头顶点)、枕(在手为后头点)诸穴，而以肝胆两穴为重点。重点穴按摩时间加倍(有重点方有效果)，如有肝炎之类病变，可以加交感、神门、肾上腺、内分泌等穴位。

> 体穴：涌泉、商丘、太冲、足三里、阳陵泉、厉兑诸穴
> 有健肝作用，可以双取，择其最敏感者为重点，每穴压五到七
> 分钟，重点穴可压七到十分钟。
>
> 可配合捏脊。

　　肝是人体的大将军，既有抗毒排毒、守卫"疆土"之责，又是人体营养的大仓库，必要时还能为人体供给营养。肝这个忠贞卫士，每日定时地排出侵入人体的毒素，故而抽烟、酗酒会增加肝的负担，直接伤及肝脏。肝藏血，脾统血，血是人体得以活动的重要营养。肝主筋，因而血管是否健康与肝关系密切。荣肝方能荣血管，预防血管意外之症。肝属木，木生风，心脑血管意外也与肝有关。气行血行，血行气行，一些瘫痪、麻痹类病与肝有关联；肝胆相连，与消化系统关系密切。治疗消化道病，亦要治肝利胆。水生木，肾为肝之母，母壮儿强，保肝先保肾；木生火，心火为肝木之子，休戚相关，健心也能健肝。偏头(在耳穴为太阳)分管肝胆，肝胆病患者常患偏头痛，保肝也可按摩偏头点。皮质下与枕两穴，前者与心，后者与肾关系密切，也宜相取。

　　综上所述，保健肝脏之按摩，需用耳、手、脚上的肝、胆、肾、心、太阳(在手、脚为偏头点)、皮质下(在手为头顶点)、枕(在手为后头点)诸穴，而以肝胆两穴为重点。重点穴按摩时间加倍(有重点方有效果)，如有肝炎之类病变，可以加交感、神门、肾上腺、内分泌等穴位。

　　据我在实践中体会，捏脊对保肝十分重要。由下向上捏，每天一次，一次捏五到九遍，非但可以防治肝炎，尤其对肝肿大、脂肪肝类有效，贵在坚持，长期捏脊保肝，必有良效。

　　体穴：涌泉、商丘、太冲、足三里、阳陵泉、厉兑诸穴有健肝作用，可以双取，择其最敏感者为重点，每穴压五到七分钟，重点穴可压七到十分钟。

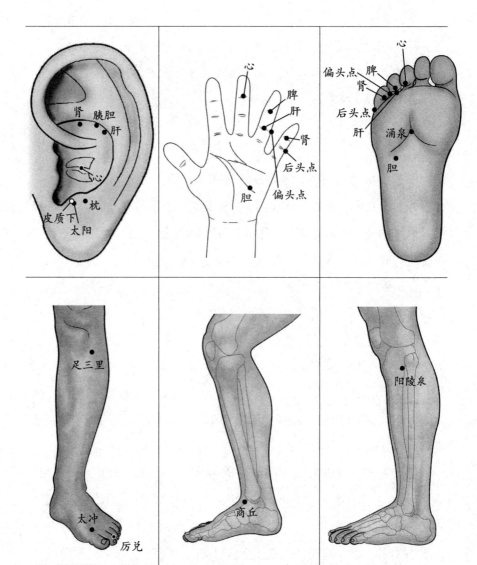

涌泉：脚掌前三分之一处，人字沟上。

足三里：外膝眼下三寸、向外一寸处。可沿胫骨向上摸，至有突出的斜面骨头阻挡为止，旁边一寸就是此穴。

厉兑：第二趾末节外侧，趾甲根后方0.1寸。

太冲：足背第一、第二脚趾间向上推，感觉一凹陷处就是。

商丘：足内踝前下方凹陷处。

阳陵泉：小腿外侧，腓骨头前下方凹陷处。

肝是人体抗病的主要器官，决定免疫能力之强弱。肝属木，木性娇嫩、易毁，故而人们应该克服某些不良习惯，如抽烟与酗酒。肝病又是最顽固的慢性病，必须长期坚持治疗，方能奏效，不能中途停顿，否则功亏一篑！

11. 两次按摩消除胆囊炎症状

> 耳穴上高升点：胆、交感、神门、肾上腺、内分泌、皮质下、枕，留针一小时；再在两腿、两臂外侧中部取四个高升点，然后进行指压，每穴指压八分钟。主要以胆、交感、皮质下为重点。

有一年，岳母身体不好，为了便于治病，我就长期住在了岳母家。当时妻子的弟弟谈了一个女朋友，他俩已经到了谈婚论嫁的地步，我们都等着喝喜酒呢。可是不久之后，他们因为一件小事闹翻了，互相不搭理对方，岳母急得天天叹气。

我跟妻子的弟弟好好谈了一下，得知他想和好，但女朋友不给机会，同时还得知他的未来岳母得了急性胆囊炎，痛得整天睡不好、吃不好，女朋友就更心烦意乱了。于是我提议给他的未来岳母治病，让他把握这次治病机会，找时机与女朋友和好。后来，妻子的弟弟得到了女朋友的原谅，两人重归于好，终成眷属。

这是题外话，重点来说一说治病的事情。急性胆囊炎，从名称上就能看出来，这种病常常是突然发生，有的表现为右上腹部胀痛，而且疼痛会慢慢加剧。除此之外，还会伴有恶心和呕吐的症状。到了后期，当炎症波及到胆囊周围，腹痛就会加重，范围也比原来的大很多。这时腹部根本不能碰触，要是稍微用力一按，就会更加疼痛难忍。急性胆囊炎是最常见的老年急性胆部感染疾病，得这个病的老人很多。

小舅子的未来岳母既然已经痛得吃不下、睡不着，病情肯定是很严重了。但让人高兴的是，我一次就治好了她疼痛的症状。

具体治疗方法是，先取双侧耳穴上高升点：胆、交感、神门、肾上腺、内分泌、皮质下、枕，留针一小时；再在她的两腿、两臂外侧中部取四个高升点，然后进行指压，每穴指压八分钟。治疗结束后，疼痛就消失了。第二天，我再次重复之前的治疗方法，她便痊愈了。这些穴位针刺与棒压都可以，主要以胆、交感、皮质下为重点。

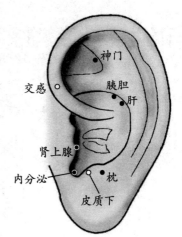

我有一位同事是个军人，他患有慢性胆囊炎，因为右上腹时常胀痛，他疼得受不了，所以睡得少，吃得也少，自然骨瘦如柴。

他知道我治好过不少胆囊炎病人，就请我为他治病，我答应了，马上开始给他指压。取双侧耳穴：胆、肝、神门、肾上腺、内分泌、皮质下、枕，每穴按压两分钟，其中胆、皮质下两穴压四分钟。连续指压两个月后，这位同事就恢复健康，彻底地摆脱了慢性胆囊炎。

后来我离休了，跟他的联系就慢慢减少了。再后来我却听到他逝世的噩耗，我非常震惊，因为他当时非常年轻，还不到四十岁。

那他是怎么死的呢？原来，自从胆囊炎治好后，他整日大吃大喝，还酗酒，身体当然会渐渐发胖，最后还患上了富贵病——高血压。就在他喝酒的时候，忽然脑出血猝死了。

压压手脚耳，治好老毛病

之所以把这件事情写出来，是为了告诫那些治好病的朋友们，虽然治好胆囊炎是福，但千万不能麻痹，如果病好后就大吃大喝，到时候转为别的病，那就是将福转化为祸，灾难也就随之而来了。当然，只要能管住自己的嘴，安排合理的膳食，祸完全可以避免，我们才可以安度晚年的幸福时光。

在这里我还要建议那些右肋疼，爱发脾气，爱叹气、打嗝的慢性胆囊炎患者吃点佛手粥。很多人家都把佛手当成摆设，放到盘子里看着，不好了就扔了。其实它是一味不错的中药，可以去药店买点佛手，十克佛手配五十克大米，煮成粥喝下，一天两次，有止疼顺气的效果，有感兴趣的朋友可以试试。

12. 让胆石症患者不再疼痛

> 以耳穴的肝、胆为主，再配上交感、内分泌、皮质下、三焦，手上是肝、黄疸消渴点，体穴是阳陵泉、太冲、地五会，可加手足上全息胆的反射区进行推拿。

老年人多正气不足，如果长期吃油腻、煎烤的食物就会生湿热，把胆汁煎熬成结石。这是胆结石和胆管结石最常见的原因。

安徽有一位秦姓老人，每月都组织在合肥市展开交流活动，数年来不管刮风下雨雷打不动，帮助了不少的人，由于自己身体不好，压穴时压哪都痛，受不了，有时压后晚上反而更睡不着觉，也怀疑过是不是点错穴位了，可他相信我的方法仍坚持着压穴，哪里压着痛就压那里，他认为是治病的高升点，因为高升点是隐痛点啊，只要平常不碰不痛，压后才痛，就能治身上的病，他就在手上、脚上、耳朵上到处都压，哪里痛就压哪里，就这样治好了多种慢性病。巴老是他的好友，2008年6月患了胆管结石，他知道秦老曾经用压穴位法治好了自己老伴的胆石症，就让秦老给他开一方。秦老开方为以耳穴的肝、胆为主，再配上了交感、内分泌、皮质下、三焦，手上开了肝、黄疸消渴点，体穴开了阳陵泉、太冲、地五会，在治疗过程中又加上了手足上全息胆的反射区进行推拿，坚持按摩三个多月，月底又来合肥交流时，巴老说他的病状已经消除了，不再痛了。

压压手脚耳，治好老毛病

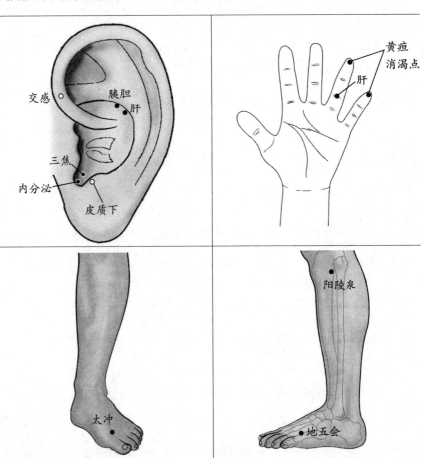

阳陵泉：小腿外侧，腓骨头前下方凹陷处。

太冲：足背第一、第二脚趾间向上推，感觉一凹陷处就是。

地五会：小趾向上翘起，小趾伸肌腱内侧缘处。

胆管或胆囊产生胆石会引起剧烈的腹痛、黄疸、发烧等症状。胆石症与胆囊炎两者经常同时存在，互为因果。胆结石的形成与不良的习惯关系密切，除了前面我们提过的最常见的饮食问题，还有寄生虫引起的，脾气不好、郁郁寡欢等情志问题引起的，喜静少动、身体肥胖、饮食过量、不吃早餐等引起的，因此生活中一定要注意这些。

13. 好习惯加按摩，让慢性胰腺炎转危为安

> 选取双侧耳穴胰胆、胰腺点、交感、神门、肾上腺、内分泌棒压，耳穴以胰胆与胰腺点为重点。棒压双手中魁穴配脚相应点；指压双足三里配双胃肠点。

食物吃进肚子里后，并不会自动转化成营养，而先需要对它们进行消化。胰腺就是人体第二大消化腺体，它所分泌的消化液叫胰液，消化作用非常强，因此胰腺是人体非常重要的器官。

胰液的消化作用这么强，那它会不会把自己消化掉呢？

正常的情况下，胰液能顺利流出的话，对人体没有什么伤害。可一旦流出道受阻，排泄不畅，胰液沉积在身体里，就会引发胰腺炎，主要表现为：经常肚子痛、拉肚子、消瘦，如果不及时采取治疗，时间一长，后期甚至能引发糖尿病等。

一般来说，长期暴饮暴食的人，尤其是经常酗酒的人，非常容易患上胰腺炎。因此要想身体健康，让胰腺这个器官运转正常，最好保持健康的饮食习惯。除此之外，经常情绪低落、抑郁的人，也容易患上胰腺炎。所以，保持愉快的心情，对身体也是非常有好处的！

不过，已经患上胰腺炎的朋友也不要太担心，棒压配合指压的方法，能很好地治愈胰腺炎，具体方法如下。

选取双侧耳穴胰胆、胰腺点、交感、神门、肾上腺、内分泌棒压，耳穴以胰胆与胰腺点为重点。棒压双手中魁穴配脚相应点；指压双足三里配双胃肠点。我前面也说过，慢性病都可以配合捏脊，尤其是消化系统的问题。

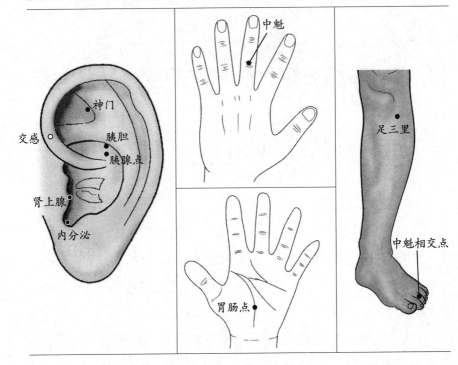

14. 适合按摩的常见小病——功能性消化不良

取耳穴的胰胆、大肠、小肠、胃、脾、内分泌、皮质下，以内分泌和皮质下为主穴。手上取内关、前头点、小肠、大肠、头顶点、脾、肾、肝，腿上取三阴交。除了按压这些穴位外，还可以配合捏脊和压肚脐眼。

像我一样的老人都有这种感觉，有些病以前生活艰苦的时候不容易得，生活条件好了反而得的人多起来了。这有一个重要的原因就是自控能力差，不能按计划运动，吃东西不能适可而止，或者常常饥一顿饱一顿，到老了就容易出问题。

几乎一多半的老年人都有过这种体验，胃里反酸，有的时候伴有上腹疼痛，但只要吃点东西就能缓解，还有的容易腹胀，总想打嗝，吃点东西就顶得慌。去医院检查还查不出问题，胃肠道没什么明显的毛病。这就是老年人特别容易出现的功能性消化不良，去消化门诊看看，差不多一半的人都是因为这个问题就诊的。

这个常见病自己在家就可以治疗，取耳穴的胰胆、大肠、小肠、胃、脾、内分泌、皮质下，以内分泌和皮质下为主穴。手上取内关、前头点、小肠、大肠、头顶点、脾、肾、肝，腿上取三阴交。除了按压这些穴位外，还可以配合捏脊和压肚脐眼。捏脊一天一次，一次五到九遍。并一只手放在肚脐上，令一只手放在丹田上，顺时针、逆时针各按摩八十一次。治疗的时候如果病人能打嗝或者放屁效果就更好了。

平时可以把麦芽、谷芽炒焦，然后冲水喝，代替饮茶，这也是中医药提倡的法子。

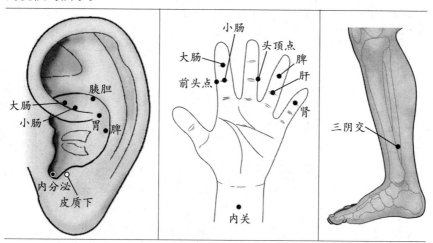

三阴交：四指并拢，小指靠在内踝尖上，食指上缘平行线与胫骨后缘交点就是。

第四章

心脏健康就能多活十年

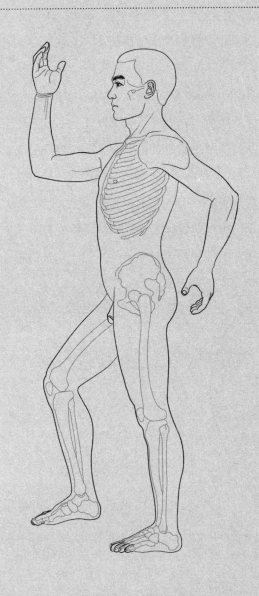

1. 高血压标本兼治才有好效果

取耳穴：心、降压点、交感、神门、肾上腺、皮质下、降压沟（耳背）、耳尖（放血），手、足降压点（大拇指下手掌根和大脚趾下脚掌跟部压痛取点），体穴：双合谷、双太冲。

人体很奇妙，血压升高实际上是一种自我保护，是因为人体中血量不足引起的。中医没有此病说法，一般包括在眩晕、头痛等病症里。高血压与肝、肾、脾关系密切。治高血压要标本兼治，不能光降不治，否则达不到真正治疗高血压的目的。

四川省内江市尹老先生来信说：我所住小区的一位保安，四十岁，血压高峰达到180/100mmHg，住过院，每天吃三种药，但血压到150/90 mmHg就难降了。

我教他用X形平衡法治疗，取耳穴：心、降压点、交感、神门、肾上腺、皮质下、降压沟（耳背）、耳尖（放血），手、足降压点（大拇指下手掌根和大脚趾下脚掌跟部压痛取点），体穴：双合谷、双太冲。每天上下午各一次。他做了三个月，又每天慢慢散步，血压降到了130/80mmHg，一天只吃一片尼群片了。又过了三个月，已经降到120/80mmHg多了，而且没有吃药。

后来我就向有高血压的朋友推荐此方法，效果很好。他们有的血压

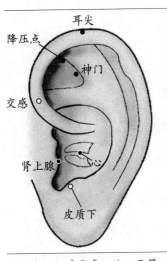
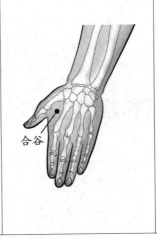
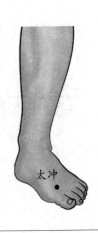

合谷：手背虎口处，于第一掌骨与第二掌骨间凹陷中。
太冲：足背第一、第二脚趾间向上推，感觉一凹陷处就是。

很高，有的甚至还经过抢救，他们知道高血压非常危险，所以天天坚持按压穴位，并配合锻炼，天天散步，饮食清淡，血压都正常了，为此他们都非常感谢我。后来他们的亲戚、朋友，有什么病的都带来找我帮忙。但是不论是谁，我都只是教一遍方法，X形平衡法真的是简单易学，他们学会了方法不但可以治疗高血压，还可以举一反三，为整个身体保驾护航。我还嘱咐他们，无论有没有效果，都打电话告诉我，以便我总结经验教训，有的我还电话追踪疗效，这也是为我学习X形平衡法积累经验。

高血压病对于情绪变化极为敏感，在强烈的情绪激动状态下，容易发展为高血压病。情绪状态的改变可以引起血压和心率发生变化。愤怒、仇恨、焦虑、恐惧、抑郁等情绪，可使血压升高，尤其以愤怒、焦虑、仇恨与血压的关系最为密切，所以请大家特别要注意。

我也挺推荐大家喝芹菜汁，虽然是民间的疗法，但确实管用。不喜欢芹菜味道的人可以加等量的山楂、苹果，把这三种东西都切碎，一起蒸半个小时，然后加点糖喝。芹菜最好用香芹，芹菜性凉，脾胃虚寒的人以及经常拉肚子的人可能不大适合喝这个。

2. 治疗心绞痛要持之以恒

取双侧耳穴心、肾、交感、神门、皮质下、枕，耳压以心与交感为重点。手上取小肠点、心、头顶点、肾、内劳宫、内关。脚上取三阴交加涌泉。

心绞痛常见于老年女性和糖尿病患者，多发生在早晨，一般持续疼3~5分钟，然后会逐渐缓解。这个病的发病频率不稳定，有时几天或几个星期发作一次，有时一天内可以发作多次。也许很多人觉得疼疼就算了，可一旦不采取治疗，很可能出现心肌梗死或猝死的危险。

很多喜欢打破沙锅问到底的患者有时会很疑惑地问我：心为什么会这么疼呢？它究竟怎么了？心脏供应我们全身需要的血液，但我们也要为心脏想想，它自己也需要血啊。如果给心脏供血的血管变硬了，阻塞

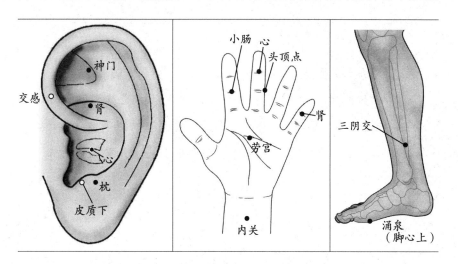

劳宫：握拳，中指尖所在掌心处就是。
内关：掌横纹上两寸，两根肌腱中间。
三阴交：四指并拢，小指靠在内踝尖上，食指上缘平行线与胫骨后缘交点就是。
涌泉：脚掌前三分之一处，人字沟上。

了，心没有足够的血让它的肌肉运动收缩，它就会出问题，这些问题统称为缺血性心脏病，一部分心肌缺血、心绞痛、心衰、心梗、心律失常等都是这个原因。

如果是一般的心绞痛，可以采取以下方法来治疗，但如果是急性心绞痛，一定要立即去医院急救。

取双侧耳穴心、肾、交感、神门、皮质下、枕，耳压以心与交感为重点。手上取小肠点、心、头顶点、肾、内劳宫、内关。脚上取三阴交加涌泉。

治疗心绞痛要持之以恒，不能发作了就按两下，不发作就扔一边，要坚持，这样才能让发作的次数逐渐减少，甚至不发作。还能有效地把病情控制住，不让它发展成更严重的问题。

3. 不让心律失常发展成大病

心房颤动：左手脑点、前头点、小肠点、心点、头顶点、偏头点、后头点。

心律失常：取双侧耳压心、肝、小肠、交感、神门、皮质下、枕，以心、皮质下与交感为重点。双侧手穴压小肠点、心、头顶点、肝、后头点、内劳宫、内关。脚上取足三里、三阴交。

周淳在深圳讲学时，一位深圳学员对他说："我在去年与今年两次有幸参加了周老的X形疗法的讲座，收益是明显的。我是一名房颤病患者，从2010年开始频繁发作，最严重的时候，每天早晨都是房颤发作闹醒的，那些天几乎天天如此，白天我不能伸懒腰，也不能大笑，要不都会引起房颤。每天生活如履薄冰，小心翼翼，非常痛苦，最厉害的时候，药物控制的效果也不好，去看医生，见面就让手术，昂贵的手术费且不谈，心脏手术可不是儿戏，我不敢轻易做。四处求医，联系过北京，去过上海，结论都差不多，痛苦万分好像到了世界末日的感觉。2010年底，在我最需要的时候，我的女儿给我妻子一本关于周老先生写的X形疗法的书籍，我妻子参考有关书籍，在手掌上找到治疗房颤病的几个穴位点，让我用刮板刮。我天天坚持刮，三个月后有了起色，2011年5月我女儿得知周老先生来深圳讲课，经高山老师帮助又安排我们来听课，我们住得远，结果第二天的课堂上，就又累犯病了，当时我找到周老先生请求帮助，周老二话没说，搭脉后即在我左手上画了七个点（脑点、前头点、小肠点、心点、头顶点、偏头点、后头点），让我用火柴棒压这七个点，并告诫不痛不治病，认真压。得到老先生的真传，我每天认真压（此七个点是发病时的治疗点，病情稳定后压脑点和心点两个点来保持稳定），同时也结合刮板治疗。真没想到，病情一天一天地好起来，效果竟如此明显，我再配合按摩心包经（九个穴：中冲、劳宫、大陵、内关、间使、郄门、曲泽、天泉、天池），每天早晚各按摩一次，不定时的按摩随时可做，坐公交车、地铁、看电视，当手有空的时候都可以用火柴棒压穴位点。从去年5月底到现在，除去年10月份在上海太劳累早出晚归，房颤发了一次外，就没有再发过，而且治疗房颤的药也从原来每天五片，减少到现在的每天半片。"

这是一位房颤患者现身说法的例子，相信大家看完都能增加不少信心。房颤是心律失常的一种，六十岁以上的老年人中有1%的人有这个问题，并且随着年龄的增加患病人数还会增多。房颤时心脏对身体的供血会减少，轻的时候可能没什么感觉，但是严重了的话，能引起心绞痛、心衰、栓塞等问题，所以还是要认真地对待。

下面再说一下所有心律失常的人都可以按压的穴位，包括心跳过快的和过缓的。取双侧耳压心、肝、小肠、交感、神门、皮质下、枕，以心、皮质下与交感为重点。双侧手穴压小肠点、心、头顶点、肝、后头点、内劳宫、内关。脚上取足三里、三阴交。

心脏和血管对情绪反应最为敏感。所以在坚持按压穴位的基础上，大家还要调整好心情。

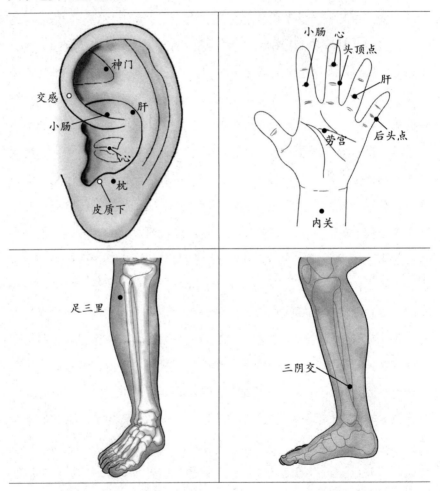

劳宫：握拳，中指尖所在掌心处就是。

内关：掌横纹上两寸，两根肌腱中间。

足三里：外膝眼下三寸、向外一寸处。可沿胫骨向上摸，至有突出的斜面骨头阻挡为止，旁边一寸就是此穴。

三阴交：四指并拢，小指靠在内踝尖上，食指上缘平行线与胫骨后缘交点就是。

4. 老年心脏问题，要治更要防

取耳穴：心、交感、皮质下、枕、小肠、肝、脾、肾、降压点。手穴：心、小肠、肾、肝、脾、头顶点、后头点、三焦。

体穴：神门、内关、大陵、少海、内劳宫、少府、涌泉、照海、复溜、足三里、三阴交。四肢因高升点不明确，也不易找，故我以臂内侧与心脏平行线划为高升区，两腿内侧参照两臂取。

耳穴、手穴均以心、小肠、皮质下为重点，压六到十分钟，其他穴压三到五分钟，体穴以涌泉、照海、复溜、足三里、高升区为重点，压穴十分钟以上，其他穴压穴六到八分钟。

安徽省灵璧县有位张姓老中医，能救活死亡半小时的心肌梗死患者（不能确定为真正死亡），其取的针刺穴位为涌泉、照海、复溜、足三里、三阴交，我认为这些穴位也应是防治老年心脏病要穴，故加之选用。

在老年心脏病选穴上我以耳上、四肢末梢心穴与心经、心包经上诸穴为主。同时也注意了压肾、脾、肝、小肠、皮质下等穴位。为加速与巩固疗效，按X形平衡法加配体穴与高升点。取耳穴：心、交感、皮质下、枕、小肠、肝、脾、肾、降压点。手穴：心、小肠、肾、肝、脾、头顶点、后头点、三焦。体穴：神门、内关、大陵、少海、内劳宫、少府、涌泉、照海、复溜、足三里、三阴交。四肢因高升点不明确，也不易找，故我以臂内侧与心脏平行线划为高升区，两腿内侧参照两臂取。可在高升区内任取一点，关键在于要压出强烈痛感来，后来的事实证明这种高升区疗法也是有效的。

耳穴、手穴均以心、小肠、皮质下为重点，压六到十分钟，其他穴

压压手脚耳，治好老毛病

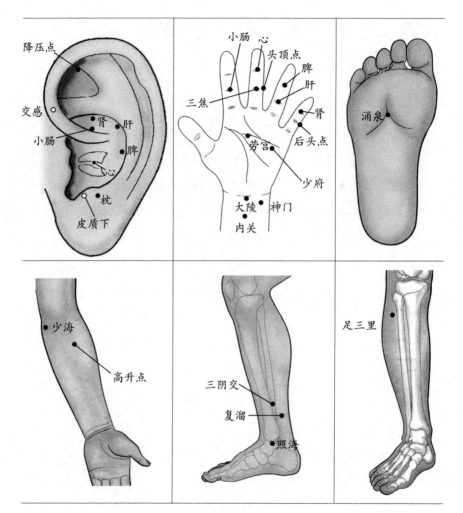

神门：掌面腕横纹小拇指侧，肌腱外则。

内关：掌横纹上两寸，两根肌腱中间。

劳宫：握拳，中指尖所在掌心处就是。

大陵：腕横纹上，两条肌腱之间。

少海：屈肘90度，肘横纹内侧端凹陷处。

少府：半握拳，小指指尖处就是。

涌泉：脚掌前三分之一处，人字沟上。

照海：内踝尖直下凹陷处。

三阴交：四指并拢，小指靠在内踝尖上，食指上缘平行线与胫骨后缘交点就是。

复溜：小腿内侧，内踝尖上两寸，跟腱前缘。

足三里：外膝眼下三寸、向外一寸处。可沿胫骨向上摸，至有突出的斜面骨头阻挡为止，旁边一寸就是此穴。

压三到五分钟，体穴以涌泉、照海、复溜、足三里、高升区为重点，压穴十分钟以上，其他穴压穴六到八分钟，这是一种重点配穴持久压法，也是一般的压法，我坚持每天压穴三个小时以上。

在实践中，我又创造两种新压法。一是专穴持久压，只取双手双心穴，用小棒两头顶在双心穴上，将两手合拢，强力施压两小时，这时奇迹出现了，压前我的心脏每分钟跳动一百次，压后每分钟跳动八十五次，效果是稳定而巩固的，这是自病自医的优势，请他人压或代他人压，都不具备此优势。心脏能专穴持久压，其他脏腑当然也能，这是对付顽固病症非常宝贵的经验；二是上、中、下综合持久压，即取双耳双手双脚的心穴（脚穴参照手穴取），持久压之，病情也就迅速好转而稳定了。如果说重点配穴压法是经线，那么上、中、下配合则是纬线，经纬结合组成天罗地网，其治病的效果自然是好的，也是值得推广的好经验。

之后我又创造了中心配穴持久压，这是我战胜冠心病重大反复的最主要的方法，我也用此法来对付糖尿病与高血压。我多年未见面的二哥，从四川乐山来家乡探亲，在我家先后住了十天，大喜对我的心脏是有很大冲击的，我兴奋得难以安眠，又必须亲手为他与陪同来的女儿准备饭菜，我自烧的药膳与治疗压穴也受到影响，不能按时进食和治疗。他们走后，我的病情有了重大反复，心脏停跳严重，清晨时两臂上的动脉跳动已摸不到，寸口脉搏跳动也似有似无，生命都受到了威胁。清晨与晚间，乃是两大难关，死神随时可以夺去我的生命，我采取了以心、皮质下(头顶点)为中心的新压法，原取穴位不变，乃是压法改变，即是每压一个配穴之前，都先压心与皮质下(头顶点)两穴，这样，每个配穴只压一遍，而中心两穴则压了十余次之多。首次采用这种中心突出法，意义十分重大，已成为我的制胜法宝，是战胜包括癌症之类的顽固病与病情严重反复的疑难病的强有力的武器。

大家可以根据我提供的法门，探索自己最适合的治疗心脏病的方法。无论是冠心病还是心律失常等，都能找到适合的解决途径，关键看大家是否用心，是不是能坚持。

5. 强健心脏按摩法

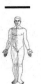

一是耳、手、脚综合穴位按摩。可以分别取心、小肠、肾、肝、脾、神门（脚为昆仑）、皮质下、枕诸穴，其中的心、小肠、皮质下为重点。耳穴每穴棒压两分钟，重点耳穴，每穴棒压四分钟；手穴与脚穴(脚穴可以参照手穴去取)每穴棒压四分钟，重点手脚穴每穴棒压六分钟，每天按摩一次，不计疗程，可以长期坚持。

二是X形平衡穴位按摩法。(1)双内劳宫配双涌泉，双三阴交配双内关。每穴可指压六到七分钟。内劳宫与内关常为心脏病之相应高升点可以作为重点，可压八到十分钟。(2)灵活取穴法，尤其是心脏病患者可以在掌内或腕部之上、脚掌内与脚腕内侧之上压痛取点，取最痛的四个点(双臂、双腿各一点)，形成X形状，每天指压一次，每天每穴压六到七分钟(用此法即可不取内关、三阴交、劳宫、涌泉诸穴)。

三是配合捏脊与指压肚脐法。

心是人体之君主，即最高权力的统治者。心脏停止跳动意味着人的死亡。因而人体保健的关键性的问题，乃是如何采取措施护心、健心与强心。

中医的阴阳、五行相生相克学说，为保健心脏提供了可靠的保证。心为火，实为人体生命之火。虽名为少阴，实则为阳，为人体之帝。肾属水，也是人体生命之泉，实则为阴，乃为人体之后，帝与后结合，组成人体最高统治，故心与肾为人体保健的主要对象，是人体健康的最可靠最有力的保证。帝后之宫为后脑，即枕穴。如果说心这位君主，白天在皮质下指挥全身，白天属阳，清醒属阳，阳气旺而精力充沛，思维活跃，生气勃勃，那么，到了晚间，夜属阴，阴气盛，心脏这位幸福帝君，便进入后宫与皇后欢聚，其乐融融，便有甜美之睡眠，养精蓄锐，重整旗鼓，以待黎明。遗憾的是夫妻反目，中医谓之"心肾不交"，"血不荣心"，就有痛苦的失眠，是较严重的阴阳失调，晚间阳亢阴衰，不得其眠；白天阴盛阳衰，精神萎靡，似眠非眠，欲眠不得眠；晚上又是失眠，这种恶性循环，十分可怕，威胁着人们健康，并由此而生种种精神疾病。故而如何保证晚间安眠，亦是护心健心要诀，也是治好种种精神疾病之关键。

心与小肠相表里，故而护健小肠，乃是间接健心强心。心与脑穴"皮质下"实乃二而一、一而二的关系。中医说用心想一想，西医说用脑想一想，都有道理。皮质下代表大脑的大脑皮层，实为人体的最高指挥部。心脏为人体的最高统帅，最高指挥部指挥与领导全身，又怎能将它们分割开来呢？所以说心即皮质下，皮质下即心。如果说心是灵魂，那么灵魂就在皮质下里。这个强有力的指挥中心，是防病抗病的可靠保证，否则就会百病丛生，故而护健皮质下，可以直接健心强心。

木生火，肝为心之母，母强子强，母弱子弱，血肉相连，关系密切。木生风，心脑血管疾患，与肝相关。肝主筋，主血管，血管健而舒畅，心脏始得健康、舒适。肝怕压抑，精神压抑，不仅伤肝，也会伤心，故而保健母亲即间接保健其子。

火生土，脾土是心火的儿子。土生万物，肾是先天之本，脾则是后天之本。肾不仅主管泌尿生殖系统、运化系统，又主骨，主骨髓，亦主管大脑。而脾土非但是人体营养之本源，亦主肌肉，又统血，因它是心之子，故心脏供应血液，命令它为其统帅，脾不统血，人则大出血、吐血、衄血、尿血、便血。心脏失血而无血，人便不复存在。因此，保健脾土，同样间接保护、保健心脏。

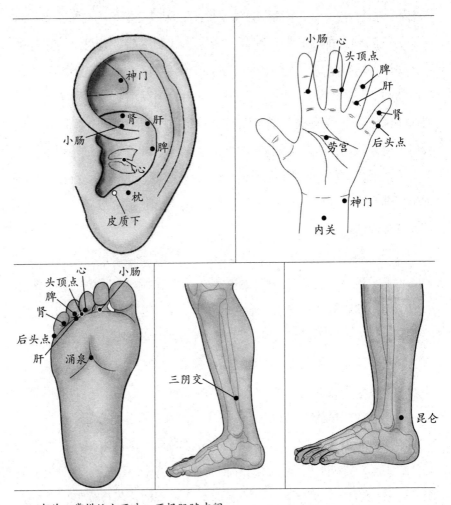

内关：掌横纹上两寸，两根肌腱中间。
劳宫：握拳，中指尖所在掌心处就是。
涌泉：脚掌前三分之一处，人字沟上。
三阴交：四指并拢，小指靠在内踝尖上，食指上缘平行线与胫骨后缘交点就是。
昆仑：外踝尖与跟腱之间的凹陷处。

经过上面的分析，我们现在应该知道如何保健与增强心脏功能了。一是耳、手、脚综合穴位按摩。可以分别取心、小肠、肾、肝、脾、神门（脚为昆仑）、皮质下、枕诸穴，其中的心、小肠、皮质下为重点。耳穴每穴棒压两分钟，重点耳穴，每穴棒压四分钟；手穴与脚穴(脚穴可以参照手穴去取)每穴棒压四分钟，重点手脚穴每穴棒压六分钟，每天按摩一次，不计疗程，可以长期坚持。应知体育运动为宏观之人体运动，而此类按摩穴位实为微观之运动，乃细胞之运动，也是人体十分重要之运动。

二是X形平衡穴位按摩法。(1)双内劳宫配双涌泉，双三阴交配双内关。每穴可指压六到七分钟。内劳宫与内关常为心脏病之相应高升点可以作为重点，可压八到十分钟。(2)灵活取穴法，尤其是心脏病患者可以在掌内或腕部之上、脚掌内与脚腕内侧之上压痛取点，取最痛的四个点(双臂双腿各一点)，形成X形状，每天指压一次，每天每穴压六到七分钟(用此法即可不取内关、三阴交、劳宫、涌泉诸穴)。

三是配合捏脊与指压肚脐法。根据实践，捏脊有滋阴补血之作用，安眠作用亦佳。压脐眼有益气壮阳作用，也有安眠作用。尤其对胃肠，特别是对保健小肠作用甚佳。心与小肠相表里，便有间接护心、健心之用途。

以上按摩法，既可用于心脏保健，亦适用于各类心脏病患者，贵在坚持，一定会收到理想的效果。心脏病患者可以在此基础上加穴位，如耳穴交感等。

第五章

巧治富贵病，省钱又轻松

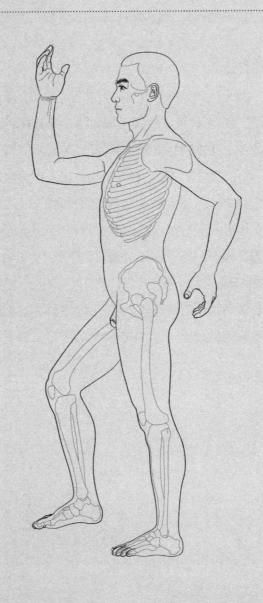

1. 糖尿病的理想治疗方案

> 取双侧耳穴：肝、肾、胰胆、膀胱、交感、神门、肾上腺、内分泌、皮质下、枕、脑点。以肝、肾、胰胆、内分泌、脑点为重点。
>
> 取双侧手、足穴：肾、命门、肝、脾、心、头顶点、后头点、小肠、黄疸消渴点。以肾、命门、肝、脾为重点。
>
> 体穴：双内关、双三阴交、双曲池、双阴陵泉、双劳宫、双涌泉、双列缺、双解溪。
>
> 面部穴位取：人中、兑端、承浆。

肥东县某老汉曾经有遗言对其女说，我死之后唯一的心愿就是希望你能找到周老先生，亲口告诉他，感谢他为我治好了糖尿病。此女果然在合肥找到了我，转达了她父亲的话，实现了父亲的遗愿。

在合肥有人告诉我，省体委有位朋友到美国纽约探亲，利用X形平衡法为一华侨治好了糖尿病。本打算当年8月回国，却被华人留住治病，要到第二年2月才能回国。

这是我所知晓的糖尿病被治愈的两个实例，而我本人从2003年年底便患上了糖尿病，并有了眼、皮肤处的并发症，医生建议我住院治疗，我却没去，在家用X形平衡法治疗，现病情已经得到了有效的控制。我为治糖尿病开方如下。

取双侧耳穴：肝、肾、胰胆、膀胱、交感、神门、肾上腺、内分泌、皮质下、枕、脑点。以肝、肾、胰胆、内分泌、脑点为重点。

取双侧手、足穴：肾、命门、肝、脾、心、头顶点、后头点、小肠、黄疸消渴点。以肾、命门、肝、脾为重点。

体穴：双内关、双三阴交、双曲池、双阴陵泉、双劳宫、双涌泉、双列缺、双解溪。

面部穴位取：人中、兑端、承浆。

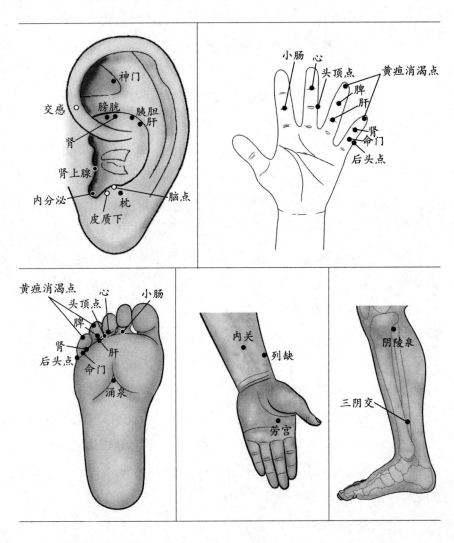

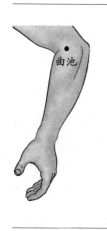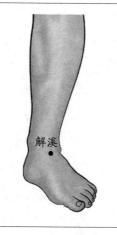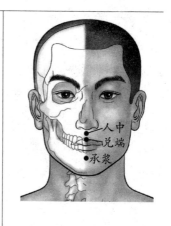

内关：掌横纹上两寸，两根肌腱中间。

劳宫：握拳，中指尖所在掌心处就是。

列缺：两手虎口相交，一手食指压另一手突起的骨头上，食指尖凹陷处就是。

三阴交：四指并拢，小指靠在内踝尖上，食指上缘平行线与胫骨后缘交点就是。

阴陵泉：拇指沿小腿内侧骨头的内缘向上推，直到遇到阻挡，骨头下凹陷处就是。

曲池：屈肘呈90度，肘横纹外侧端和肱骨外上髁中点处。

涌泉：脚掌前三分之一处，人字沟上。

解溪：足背与小腿交界处的横纹中央凹陷处，足背两条肌腱之间。

人中：人中沟上三分之一处。

兑端：上唇上缘中点处。

承浆：下巴正中凹陷处。

　　这是一个比较理想的X形平衡法治疗糖尿病的方案，只要长期坚持，一定可以治好糖尿病。

　　糖尿病是血液中胰岛素减少，不能化去血液中糖分，导致血糖过高，出现糖尿，进而引起脂肪和蛋白质代谢紊乱的一种病。这种病是全球性的中老年人常见的慢性病，所以即使自己没有得，也应该向身边的朋友介绍治疗方法，帮助更多的老年朋友摆脱它的纠缠。

　　中医管这种病叫消渴。其实消渴这个病名能很好地说明它的症状。消就是消耗，说明它是消耗性的疾病，病人会消耗大量的能量，所以人虽然吃得多，却会消瘦无力。渴就是口渴爱喝水。这也正符合糖尿病的

"三多一少"（多饮、多尿、多食、消瘦）的症状。

　　糖尿病本身不可怕，可怕的是它的并发症，高血糖导致机体免疫力和防御功能下降，动脉硬化和微血管病变，使心、脑、肾、眼、神经、皮肤等器官受损，重者容易发生酮症酸中毒等急性并发症或血管、神经等慢性并发症。因此在治疗中如有并发症发生，应加上并发症患部的高升点，如视力减弱加眼，皮肤干燥、瘙痒、伤口不易愈合加肺和大肠，尿频加膀胱，容易饥饿和口渴加饥渴点，总之缺什么加什么，病情严重时加可压精、气、神（即百会、神阙、涌泉三穴同压）。

　　食疗上我推荐大家常吃马齿苋，它有清热利湿、解毒消肿、消炎、止渴、利尿、明目作用，我亲身体验有明显的降血糖效果。

2. 血脂降下来，少得富贵病

　　　治疗单纯的高脂血症可取耳穴：心、肝、脾、胃、神门、肾上腺、皮质下、枕；体穴：双血海、双内关。

　　　高脂血症伴有高血压、糖尿病、肥胖症可取耳、手、足上的五七穴：心、肝、脾、肺、肾、神门（脚为昆仑）、脑干、脑点、皮质下（头顶点）、枕（后头点）、太阳（偏头点）、额（前头点）。体穴取双合谷、双太冲、双血海、双足三里、双内关、双涌泉、双劳宫。

　　我们可以把高脂血症简单地理解为血里的油多了。大家可能觉得单纯多点油也没什么大不了的，但它与动脉粥样硬化、冠心病等心脑血管疾病关系很密切，所以现在重视的人也多了起来。

尤其是老年人，得这个病的比较多。老年人脏腑功能衰退，对吃进去的大鱼大肉不能很好地代谢，就会积攒下来，阻塞血管。病人会有头晕眼花、胃腹胀闷等症状，这些症状很多其他疾病也会有，所以自己在家也不大好判断，多是去医院检查时才发现。

在我诊治范围内，单独治疗高脂血症的病例并不多，一般都是和高血压、糖尿病、肥胖症综合在一起开出按摩方，取耳、手、足上的五七穴：心、肝、脾、肺、肾、神门（脚为昆仑）、脑干、脑点、皮质下（头顶点）、枕（后头点）、太阳（偏头点）、额（前头点）。体穴取双合谷、双太冲、双血海、双足三里、双内关、双涌泉、双劳宫。

高脂血症一般和肥胖症联系在一起。高脂血症除了按摩穴位治疗外，主要还是要改变自己的生活方式，每天坚持运动一小时，平时多走路少乘车，同时控制总能量的摄入，如少吃红肉类、动物内脏等，可以吃鱼尤其是深海鱼等海产品，多吃水果、青菜。

治疗单纯的高脂血症可取耳穴：心、肝、脾、胃、神门、肾上腺、皮质下、枕；体穴：双血海、双内关。

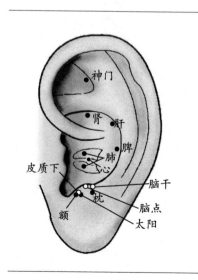
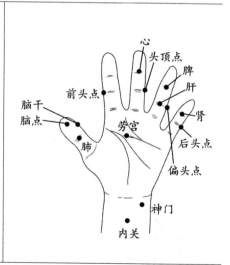

压压手脚耳，治好老毛病

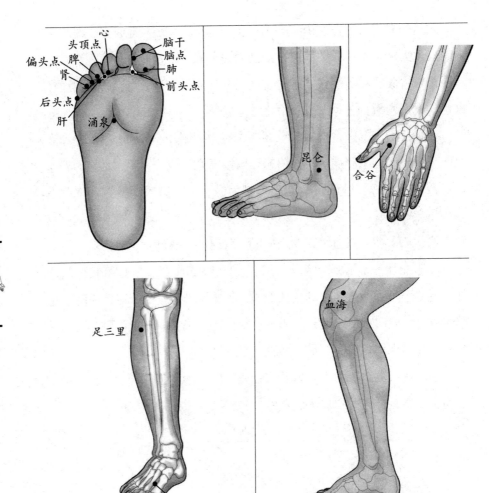

合谷：手背虎口处，于第一掌骨与第二掌骨间凹陷中。

足三里：外膝眼下三寸、向外一寸处。可沿胫骨向上摸，至有突出的斜面骨头阻挡为止，旁边一寸就是此穴。

太冲：足背第一、第二脚趾间向上推，感觉一凹陷处就是。

血海：屈膝，手掌五指向上握住膝盖，拇指与其他四指呈45度角，拇指指尖处就是。

涌泉：脚掌前三分之一处，人字沟上。

内关：掌横纹上两寸，两根肌腱中间。

劳宫：握拳，中指尖所在掌心处就是。

中草药来自大自然，经络学来自人体。我读了《释迦牟尼传》，惊奇地发现他提倡自己拯救自己，提倡要保持大自然生态平衡，提倡和平、平等，这当然也要保持人体内部生态平衡。我的弟媳与邻居老奶奶，都因为信佛吃素，身体非常健康，既无糖尿病，也无高血压、高血脂，这就是因为她们吃素保持了人体体内的生态平衡。而那些啤酒肚、高血压们，正因为大吃大喝，破坏了人体体内的生态平衡，等于在体内埋了一颗定时炸弹，随时都可能丧命。因此富贵病还是要从减富来解决。

3. 按出老来瘦，保持好身体

一般按摩方法有：揉丰隆穴；来回擦大小鱼际；从合谷向三间、二间方向清大肠，顺时针方向揉腹，要长时间地按摩，短时间难以见效，同时按摩不能间断。另再加上耳穴（耳穴较多，可选择几个）棒压热点、饥点、渴点、三焦、肾上腺、内分泌、腹、臀、肩、腿等。为了加强效果也可以用以下方法按摩：剪除指甲，用胶布将小一点的绿豆贴在指上压耳部的心肺区、脾胃区、生殖区（三角窝）；用手指来回刮腹区的肠道和水道，捏揉对耳屏（脑穴区）；从下向上捏膀胱经，并揉大椎、肺俞、三焦俞、肾俞、大肠俞。

以前营养不良的多，现在肥胖的多。尤其是老人，很多体态都比较臃肿。如果是下半身胖点还好办，但如果上半身胖，就容易得很多病。老年人减肥跟年轻人还不一样，年轻人代谢旺盛，容易减下来，老年人既不能像小青年那样单纯靠饿着减肥，又不能吃伤害身体的减肥药，就算靠运动来减肥也多是事倍功半。

肥胖经常会伴随着高血压、高血糖、高血脂、脂肪肝、抑郁症等一些并发症，引起人体病理、生理的改变。俗话说"有钱难买老来瘦"，这句话也不够准确，应该是不胖不瘦最好。

成人减肥法原理非常简单，就是用五行相克法、清补法和饮食调节法。一般按摩方法有：揉丰隆穴；来回擦大小鱼际；从合谷向三间、二间方向清大肠，顺时针方向揉腹，要长时间地按摩，短时间难以见效，同时按摩不能间断。另再加上耳穴（耳穴较多，可选择几个）棒压热点、饥点、渴点、三焦、肾上腺、内分泌、腹、臀、肩、腿等。为了加强效果也可以用以下方法按摩：剪除指甲，用胶布将小一点的绿豆贴在指上压耳部的心肺区、脾胃区、生殖区（三角窝）；用手指来回刮腹区的肠道和水道，捏揉对耳屏（脑穴区）；从下向上捏膀胱经，同时揉大椎、肺俞、三焦俞、肾俞、大肠俞。

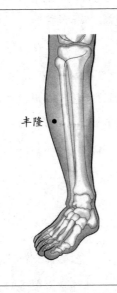

丰隆

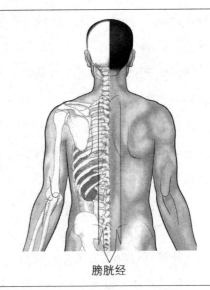

膀胱经

丰隆：小腿外侧，外踝尖上八寸。
膀胱经：背部经络走行在正中线旁一寸半。

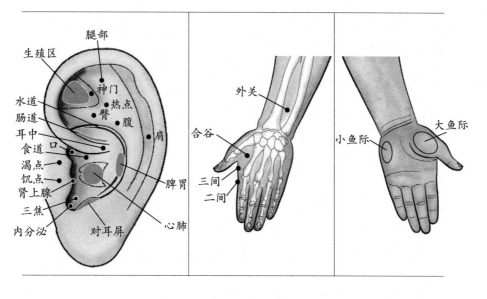

我这里有一个一招就能治疗肥胖病的实例，供读者参考。有学员在学习交流时说："我今年六十岁，从三十多岁就患上了肥胖病，我身高1.58米，体重156公斤，全身酸软，不想走路，整天无精打采，半天转不过身来，做一点家务事就感觉很累。这病折磨了我30年。2009年7月，参加了人体X形平衡法学习班，才得知肥胖症多为脾虚湿重造成的，明白了道理之后，我开始每天在小腿内侧从三阴交穴顺着骨缝边向上按压至阴陵泉穴，做完三十次后又在小腿外侧骨缝边从阳陵泉穴开始向下按压至悬钟穴，再做三十次，两腿都做。我坚持半年时间，神奇的疗效出现了，体重减了二十公斤，而且精神足了，走路也轻松了。"

愿意在耳部埋豆的人还可以尝试在双耳贴菜籽或王不留行，取耳穴的口、食道、胃、饥点、耳中、神门，每天捏穴一至两次（注意莫把菜籽等捏碎了），七天后换一次菜籽，一个月为一个疗程，可压三至五个疗程，另进食前与饥饿时可压足三里穴，以降低食欲，消除饥饿感，并同时控制饮食，多吃水果和蔬菜。

4. 按好代谢功能治痛风

> 棒压耳、手、足上的五七穴和五个消炎穴，五七穴为心、肝、脾、肺、肾、神门、脑干、脑点、皮质下（头顶点）、枕（后头点）、太阳（偏头点）、额（前头点）；五个消炎穴为（内脏病，痛症加交感）耳上的神门、肾上腺、内分泌、皮质下、枕，手足上的神门（脚为昆仑）、前头点、头顶点、偏头点、后头点。重点压肾、肝、脾和消炎穴。

压压手脚耳，治好老毛病

痛风是中老年人容易得的一种病，男性患者多于女性。用科学的解释就是体内一种叫做嘌呤的物质代谢紊乱，体内尿酸产生过多或肾脏排泄尿酸减少，从而引起血中尿酸升高，形成尿酸血症以及反复发作的痛风性急性关节炎、痛风石沉积、痛风性慢性关节炎和关节畸形及肾脏病变等为特征的疾病。

痛风不是单一的疾病，它是一种综合征，单纯吃药清除体内的尿酸是不能清除关节处的尿酸盐沉积的，这也是痛风之所以反复发生的主要原因。痛风是一种代谢紊乱性的疾病，不从根本上修复代谢功能的正常，是无法达到很好效果的。因此我在取穴时加了心、肝、脾、肺、肾五脏穴位和镇痛消炎穴位，例方如下。

棒压耳、手、足上的五七穴和五个消炎穴，五七穴为心、肝、脾、肺、肾、神门、脑干、脑点、皮质下（头顶点）、枕（后头点）、太阳（偏头点）、额（前头点）；五个消炎穴为（内脏病，痛症加交感）耳上的神门、肾上腺、内分泌、皮质下、枕，手足上的神门（脚为昆仑）、前头点、头顶点、偏头点、后头点。重点压肾、肝、脾和消炎

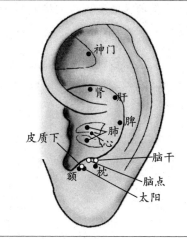
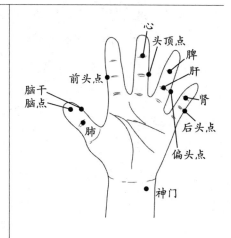
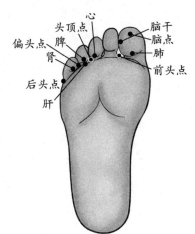
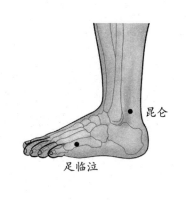

昆仑：外踝尖与跟腱之间的凹陷处。

足临泣：第五趾长伸肌腱外侧凹陷处。

穴，增强肾功能，促使肾脏对血尿酸的排泄，调节体内代谢和酸碱平衡，促进尿酸排泄，使体内的高尿酸平衡，沉积的结晶完全排出体外。

按摩的同时可以用中药泡脚。选些清热利湿、通经活血、镇痛消炎的药，可以加强按摩效果。

痛风患者生活上一定要注意饮食，防止过胖，避免进食高嘌呤食物，如动物的心、肝、肾，鱼卵，肉脯，沙丁鱼，咸猪肉，发酵的食物等。每日多饮水，使尿量不少于两千毫升，以利尿酸排出。急性发作时应卧床休息，抬高患肢，以减轻疼痛。若并发心血管、肾脏等病变，如高血压、冠心病、肾结石、尿路感染、肾功能衰竭等病症时，应到当地医院对症治疗。

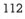

压压手脚耳，治好老毛病

第六章

让小便随心所欲

——强肾补肾的按摩法

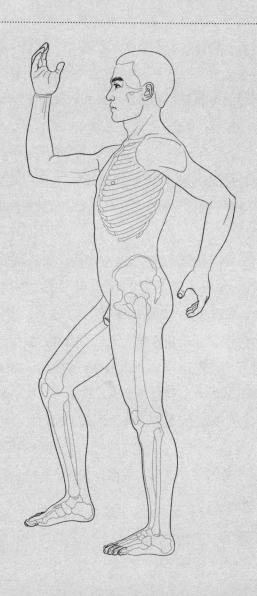

1. 解决老年人遗尿的烦恼

> 耳穴的肾、膀胱、支点、皮质下、枕、脑点，耳穴以皮质下、肾、膀胱、脑点为重点。双手手穴上的肾、命门、心、肺（金生水）、肝（水生木）、头顶点、后头点（管泌尿的），再配合捏脊、揉脐。压任脉四穴：气海、石门、关元、中极。背部：肾俞。体穴：三阴交、筑宾。

20%～30%的老年人都有尿失禁的问题，女性中更多见。老年人肾气虚衰，如果再有个大病，做个手术什么的，身体就更虚，很容易出现尿失禁的问题。

尿失禁这个病说大不大，说小不小。很多人觉得它不会对健康产生太大威胁，就是比较不舒服。其实尿液如果长时间接触皮肤的话，会引起皮疹，还会使尿路感染，如果是长期卧床的老人，还容易得褥疮。

有位丁老先生，他让我给他七十三岁的妻子治疗遗尿的问题。我治疗青少年遗尿的病例比较多，老人的比较少。综合考虑了她的情况后，我让她取耳穴的肾、膀胱、支点、皮质下、枕、脑点，耳穴以皮质下、肾、膀胱、脑点为重点。双手手穴上的肾、命门、心、肺（金生水）、肝（水生木）、头顶点、后头点（管泌尿的），再配合捏脊、揉脐。压任脉四穴：气海、石门、关元、中极。背部：肾俞。体穴：三阴交、筑宾。

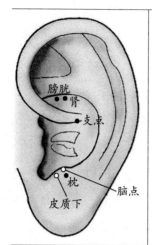
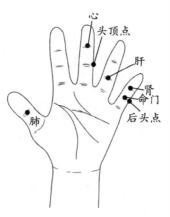
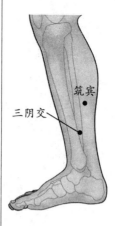

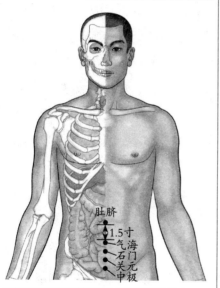
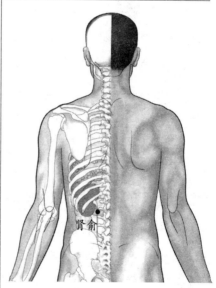

气海：肚脐下一寸半。

石门：肚脐下两寸。

关元：肚脐下三寸。

中极：肚脐下四寸。

肾俞：第二腰椎棘突下，后正中线旁一寸半。

筑宾：太溪上五寸（太溪在足内踝与后跟腱之间的凹陷处）。

三阴交：四指并拢，小指靠在内踝尖上，食指上缘平行线与胫骨后缘交点就是。

关于老年性尿失禁，现在西医还没有研制出一种特效药，也没有什么较好的解决办法。而中医治疗的效果却比较好。中医认为，老年性尿失禁与老年人的脏腑功能衰退有关，"下元虚寒，肾气不足"，肾气不足促使膀胱气化功能失调，闭藏失调，不能约制水道，从而导致尿失禁。

得了尿失禁的人心理上会比较有压力，可能会想更多地呆在家里。这样其实不利于疾病的治疗。如果能经常出去活动活动，与老伙伴们一起玩玩反而会提高身体功能。如果实在严重了就准备些排尿用品。晚上要睡觉的时候别喝太多的水，尤其是茶水。注意卫生，除了常清洗阴部，还要涂抹一些能保护皮肤的东西。有了尿路感染也要积极治疗。最最重要的一点是要保持一个良好的心态，首先认识到这是一种常见病，很多人都会遇到这个问题，其次就是坚持按摩，靠自己的双手解决自己的问题。

2. 两招解决前列腺增生朋友的痛苦

取双侧耳穴前列腺、膀胱、肾、神门、肾上腺、内分泌、皮质下、枕，每穴用火柴棒头压两分钟，其中前列腺、膀胱、肾这三个穴位是重点，可压四分钟。也就是在压完以上各个穴位之后，再将这三个穴位重复压一遍，压完一侧耳穴之后，再压另一侧，每天压一次，上午进行最好，一个月为一疗程。

配合压肚脐、摩腹、摩擦会阴穴与摩揉阴囊。

日本核泄漏导致盐荒的传闻铺天盖地时，有这么一个笑话：一天一个老妇人去医院看病，问身旁的人："前列县是哪个县？离这里远吗？"那人摇摇头说："不知道，有事吗？"妇人说："没事，刚才我听一个医生说什么前列县发盐，我想去领点儿。"

这固然是一个笑话，但也体现出了人们对于前列腺这一器官的无知。

前列腺是男性特有的性腺器官。同时，前列腺体的中间有尿道穿过，可以说，前列腺扼守着尿道上口，所以如果前列腺有病，排尿首先受影响，常常觉得膀胱内积有大量的尿液却不能排出，或者明显感觉尿流变慢等。出现这些情况时，就很可能是患上了良性前列腺增生症，俗称前列腺肥大。

这种病的病因隐匿而缓慢，大多数患者无法确定确切的起病时间。我曾经收到很多的来信和电话咨询，寻求治疗老年男性前列腺增生与肥大症的方法。有人建议我写篇文章介绍一下治疗方法，减轻老年患者的痛苦，我却迟迟没有动笔，因为我太了解这个病症的顽固性了，如果用火柴棒压耳穴来治疗，不是一朝一夕的事情，要彻底治愈，更是难题。

我自己也患过比较严重的前列腺增生，为了找到合适的治疗方法，我便以自身为实验对象，坚持用耳穴与体穴配合按压的方法治疗，三个月后病情有很大好转。下面我将这一治疗方法介绍给前列腺增生患者。

当然，我事先要特别声明的是，这一治疗方法对前列腺增生确实有一定的疗效，可以减轻老年患者的痛苦，但是也不敢夸口说能治愈这个病，因为我手头还没有治好这一病症的实例。由于这一病症的顽固性与缓慢性，所以不能急躁，需要长期而耐心地坚持治疗。

（一）取双侧耳穴前列腺、膀胱、肾、神门、肾上腺、内分泌、皮质下、枕，每穴用火柴棒头压两分钟，其中前列腺、膀胱、肾这三个穴位是重点，可压四分钟。也就是在压完以上各个穴位之后，再将这三个穴位重复压一遍，压完一侧耳穴之后，再压另一侧，每天压一次，上午进行最好，一个月为一疗程，也可以不计算疗程，长期坚持。

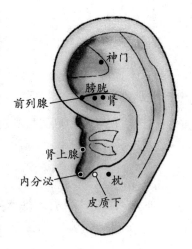

（二）体穴配合。

(1)将拇指指甲修剪干净，隔一层单衣压在肚脐眼上，意念集中到脐眼，自然呼吸八十一次，这样可以用来计时。在力道上要有压迫感，但也不用太用力，动作要自然而和谐。压脐眼对泌尿生殖、消化系统都有作用，有利于改善小便症状。

(2)一只手放到肚脐眼上面，另一手放到丹田穴上（肚脐眼下三寸的位置，大概是大拇指之外其他四个指头并拢的宽度），然后以脐眼与丹田穴为中心，两只手同时大幅度地顺时针与逆时针方向各摩揉八十一次。注意：一定要先顺时针后逆时针方向去揉摩，不能只向一个方向揉摩，不需要太用力，动作不快不慢，自然而和谐。揉摩这一区域，不但可以改善小便症状，还可以防治慢性肠炎，是老年人保健的良方。

(3)摩擦会阴穴与摩揉阴囊。会阴穴在肛门与阴囊的结合点上，两腿分开，食指与中指并拢，从肛门到阴囊之间来回摩擦八十一次。注意是来回摩擦，而不是只往一个方向摩擦。要使这一穴位处皮肤绷平，这样有利于摩擦，不用太重，但也要有适当的力度。这一方法能够显著改善症状，一定要坚持。对阴囊可顺时针与逆时针方向各揉八十一次，不用太用力，动作尽量自然而和谐。

3. 结石堵肾脏，压穴来帮忙

> 耳穴：肾、输尿管、交感、神门、皮质下。手穴：肾、命门、输尿管、三焦、神门、头顶点、后头点。大X形：双尺泽配双阴陵泉或双手背四、五指间压痛取点。

深圳馨妈来信说，她不仅用压穴法治好了父亲的病，还用压穴法帮老公止住了肾结石的疼痛。她还说，止痛只是第一步，最好是能解决掉病根，我事多，孩子晚上又缠我，我老公要晚上下了班才能有时间，我给他按了一次，然后让他自己按，他就按了两天，不痛就不按了。当时我也是找周老的书，找到那治肾结石的配方来照葫芦画瓢的，他痛得厉害时多加了一个尺泽穴一起压。

这个病我在《周氏养生保健手书集萃》中谈到过，可取耳穴：肾、输尿管、交感、神门、皮质下。手穴：肾、命门、输尿管、三焦、神门、头顶点、后头点。大X形：双尺泽配双阴陵泉或双手背四、五指间压痛取点。

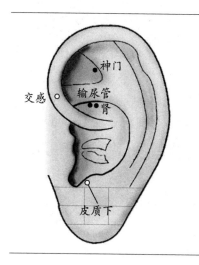
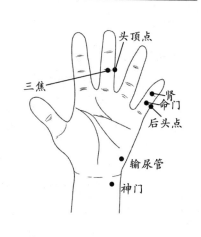

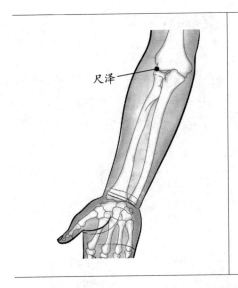
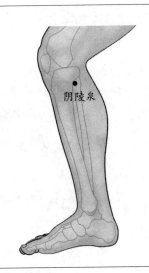

尺泽：屈肘90度，肘横纹外侧摸到肌腱，肌腱外侧就是。
阴陵泉：拇指沿小腿内侧骨头的内缘向上推，直到遇到阻挡，骨头下凹陷处就是。

很多人觉得肾结石离我们很远，其实得的人很多，我就经常遇到问这个病的人。平均每二十个人里就有一个患病的，只是有些人症状不明显，所以根本不知道自己有这个病。肾结石一般会堵塞尿液，还会产生强烈的疼痛感，是不要命，但却是很折磨人的病。

老年朋友通常会有个疑惑，如果得肾结石了，还可以补钙吗？老年人正常补钙是应该的，而且肾结石也分很多种，有的跟痛风的原因相似，这样的病人就要少吃动物内脏、海鲜等，有的是草酸引起的，这类病人吃一些蔬菜，比如菠菜、空心菜之类的就要先用热水焯一下，让草酸溶解在水里后再吃。为了防止肾结石复发，保健按摩很重要，平时也要注意多喝水，把这些杂质从尿液排出去，就不容易产生结石了。

4. 可以补肾的家常按摩法

> 压穴位可取耳、手、足五七穴加膀胱，以肾、膀胱、肺、肝、心、皮质下、枕为重点，如有炎症可加修复穴脑点及消炎穴。人体X形平衡法取穴为：双三阴交配双阴陵泉，双涌泉配百会。
>
> 另可配合其他按摩法。

肾为"先天之本"、"生命之根"。肾亏或肾气过早衰退的人，可呈现内分泌功能紊乱，免疫功能低下，并可影响其他脏腑器官的生理功能，导致早衰，所以补肾尤其重要。

我一再强调心是人体的皇帝，肾是人体的皇后，心主神志，与皮质下密不可分。肾主管泌尿生殖系统、主骨、主骨髓。脑为髓之海，故肾也主管大脑，与枕（后头）关系密切。帝（心）惧内（肾），在某种意义上说，肾强于心，故中医以肾为"先天之本"是很有道理的。肾与膀胱相表里，膀胱是肾的外交大臣，中医所说的膀胱是广义的，含有生殖泌尿功能之意，故膀胱与生殖泌尿功能是否正常是衡量肾是否健康的标志，健肾需健膀胱，膀胱好也利肾，两者密不可分。金生水，水生木，这是肾脏的一家，肾主骨，肝主筋，肺主皮毛，组成了人体结构框架。子病传母，母病传子，补肾就必须要强肺与肝。肾是先天之本，脾是后天之本，肾、心、肺、肝为上层建筑，脾是人民大众，经济基础，先天不足可以后天来补，五脏相连密不可分，所以补肾就必须要建设好"五七工程"，每天按压一次五七穴是最好的补肾方法。另可以配捏脊和其他的按摩，方法很多，后面简单介绍一些，供读者参考。

一般捏脊（从下向上捏，一天一次，一次可捏五至九遍）有滋阴补血作用，压肚脐眼（一天压一次，每次以自然呼吸一百次为准）有壮阳作用，可根据本人情况，结合实际施用。

摩腹也有利于健肾，方法是将手搓热后，可取一手拇指放到肚脐眼上，双手重叠放到丹田上，顺时针与逆时针方向各揉动八十一次。能健肾固精，并改善胃肠功能。

简单铁裆功：在耻骨揉动八十一次，在会阴部来回擦动八十一次，顺时针与逆时针方向揉动阴部各四十九次，以双手握住阴茎来回搓动八十一次（不可造成性冲动，有此现象立即停止），这样有强健性功能作用。

肾开窍于耳，晨起时可摩擦双耳，用指尖或罗纹面在双侧对耳轮体等部轻轻环形摩擦，或点压揉按，以局部微胀痛有热感为度。此法具有调和阴阳、疏通气血、健肾固精之效，为历代养生家所倡导。

腰为肾之府，摩肾俞又为"擦精门"，具有健肾、壮腰、益精、疏通经络的作用，防止肾虚腰痛。肾府也是元气所注之处（当离开母体剪去脐带之后，元气就留藏命门），睡前可用双手掌背垫于同侧腰部，数分钟即可，白天两手搓热后可从上向下往返摩擦约数分钟，以深部微热为度。

摩涌泉能强筋健步、补肾固精、引虚火下行，对心悸失眠、双足疲软无力等有防治作用。方法是用双手拇指按摩足心，双足各八十一次或摩至足心发热为止，也可以加揉失眠穴，有助睡眠。

除按摩法外，压穴位可取耳、手、足五七穴加膀胱，以肾、膀胱、肺、肝、心、皮质下、枕为重点，如有炎症可加修复穴脑点及消炎穴。人体X形平衡法取穴为：双三阴交配双阴陵泉，双涌泉配百会。

另要合理而有节制地安排性生活，多吃黑色、白色、红色食品，黑色补肾阴，白色补肺，红色补心，肺为肾之母，故而补肺也有补肾作用。肾主精，心主神，心肾俱健，则人的精神好，精力充沛，身强体壮，此乃是人体健康之关键。

压压手脚耳，治好老毛病

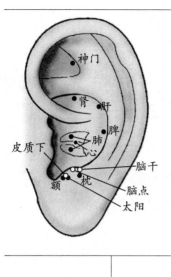

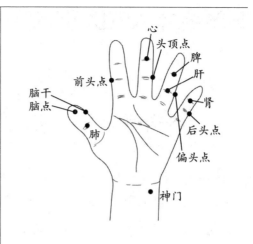

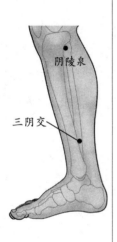

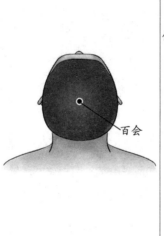

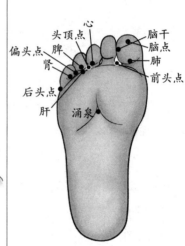

　　三阴交：四指并拢，小指靠在内踝尖上，食指上缘平行线与胫骨后缘交点就是。

　　阴陵泉：拇指沿小腿内侧骨头的内缘向上推，直到遇到阻挡，骨头下凹陷处就是。

　　百会：头顶，两耳尖连线中点。

　　涌泉：脚掌前三分之一处，人字沟上。

5. 送老年人安眠四宝

双侧耳穴的心、肾、胃、神门、皮质下、枕。

配合安眠四宝。

在治疗疾病的时候，经常会遇到各种各样的状况。而从复杂的状况中找出最关键、对自己影响最大的症状，就是治病的重点。人年纪一大，就难免会患上各种毛病。有些毛病对生活的影响比较小，比如胆结石；可有些毛病对生活的影响就比较大了，如失眠，要是不好好治疗的话，会严重影响中老年阶段的生活质量。

曾经有一段时间，我失眠得相当厉害。那时我刚当上会计，可是却患上严重的失眠症，情况糟的时候居然连续一个星期都无法入睡！每天晚上我都在床上翻来覆去，就像在煎烙饼一样，一晚上简直比一整年还难熬，实在难受极了！

西医认为，失眠是由于大脑的抑制和兴奋失调，而中医则认为失眠多数是由于"心肾不交"引起的。心理状况差、身上有疾病都是导致失眠的主要原因。别小看它，现在，失眠症在都市中非常普遍。现代人大多工作压力大，生活紧张，再加上城市里噪音大，辐射多，许多人都会患上或轻或重的失眠症。而老年人由于需要的睡眠本来就比年轻人少，晚上一有动静就会惊醒，就更容易被失眠所影响了。

被长期的失眠折磨得苦不堪言后，我决定尝试用用耳针治疗。

我从双侧耳穴的心、肾、胃、神门、皮质下、枕这几个穴位扎针。由于耳朵上的神经多，扎耳针很痛，可比扎身体痛多了。不过也有一个好处，扎上以后可以留针一个小时，留针的时候耳朵只会有些胀热感，不会觉得痛，所以只要刚开始扎针的时候忍一忍就好。

我用扎耳针的方法治疗了三个月，每天晚上都能睡八小时以上，效果非常好。可惜这个治疗方法疗效并不太巩固，一旦停止扎针，有时还是会失眠。但那种彻夜无眠的困扰已经离我远去，基本上，失眠已经算治好了。

照医理来看，治疗失眠有一些注意事项。

1. 性生活频繁容易造成肾阴亏损，水亏火旺，这个容易导致失眠。因此在治疗失眠期间，适当减少性生活，甚至分房睡，不进行性生活，对辅助治疗失眠非常有效。

2. 宋代陈抟在论睡眠的时候讲得好："吾其善吾醒所以善吾睡，善吾睡所以善吾醒。"听起来挺拗口，其实说的事很简单——白天人有精神，晚上才能睡得好。很多人现在常年熬夜，白天昏昏欲睡，晚上彻夜难眠，就是因为没有平衡好这一点。而那些农村里下地干活的农民，大多睡眠好，很少患上失眠，就是因为他们白天将体力和精力都用完，睡眠时才能得到更好的补充。

3. 陈抟还有两句名言："凡人先睡目，予先睡心。""对境莫任心，对心莫任境。" 人要睡着，最重要的不是闭上眼睛，而是心得静下来。心不静，闭上眼睛躺再久也没用。为什么同样是加班，工地上的工人比办公室的白领睡眠好？因为工人是身体累，可白领是心累。工人躺在床上就睡着了，白领们由于用脑过度，躺在床上大脑还在不停工作，心静不下来，就很难睡着。老人们也是一样，要治失眠，首先得治心病，无忧无虑，自然就睡得香甜。

4. 治疗失眠，光按双侧耳穴是不够的，要用耳、手、体与脚相结合的疗法。除了取心、肾、神门、胃、皮质下、枕这几个穴位之外，最好加肝穴。心和肾没有直接联系，肝是联系两者的桥梁。医理上说，因木生火，肝为心之母，水生木，肾为肝之母。将肝也加入到治疗的范围，自然能解决"心肾不交"的失眠病症。

5. 多用安眠四宝。

一是捏脊椎，每天捏一次，一次捏五到九遍。捏脊椎有滋阴补血的作用，适合阴虚阳亢的失眠患者。如果失眠的人面色潮红，睡着以后容易出汗，经常心烦意乱，脾气暴躁，这个方法就非常适合。

二是压肚脐眼，隔着衣服用手指压肚脐眼。压的时候集中精神，自然呼吸一百次，每天压一次。

三是摩擦脚底的涌泉穴，按顺时针方向与逆时针方向各揉一百次。

四是每天做失眠的保健按摩操（DVD光盘里有大致的演示）。

（1）将食指中指无名指放到心穴与三焦穴上，无名指尖对心穴，中指对三焦穴，用力加压，默念一百个数，这时是向右侧加压；再将三指调转，以食指对心穴，向左侧加压一遍，默念一百个数。

（2）将三指放到肾穴与命门穴上，压法同上，向左与右各加压一遍，各默念一百个数。

（3）将三指指尖对大肠、小肠穴，压法同上，向左与右各加压一遍，各默念一百个数。

（4）将三指中的中指指尖对肝穴，压法同上，向左与右各加压一遍，各默念一百个数。

（5）将三指中的中指指尖对内劳宫穴，压法同上，向左与右各加压一遍，各默念一百个数。

（6）将中指指尖放到胃肠点上，压法同上，向左与右各加压一遍，各默念一百个数。

（7）将中指指尖放到内关穴上，压法同上，向左与右各加压一遍，各默念一百个数。

（8）将中指指尖放到神门穴上，压法同上，向左与右各加压一遍，各默念一百个数。

（9）在手背背部的外心穴、外肾穴、外小肠、外肝穴、外劳宫穴、外胃肠点穴、外关穴、外神门穴，依照掌心各穴的压法，向左与右各压一遍，各默念一百个数。

（10）两手的压法完全相同，在压完两手之后，将右手的大拇指放到左手的拇指与食指间，食指放到左手的食指与中指间，中指放到左手的中指与无名指间，无名指放到左手的无名指与小指间，用力加压（这是为了按压手指上的前头、头顶、偏头、后头诸脑穴），默念一百个数；再用左手诸手指依照前例放入右手诸手指之间，加压一次，默念一百个数。

（11）将左手五指伸直并拢，由右手握紧加压，默念一百个数；再将右手五指伸直并拢，由左手加压，默念一百个数。

（12）将左手五指指尖聚拢为雀啄状，右手握成拳加压，默念一百个数；再将右手聚成雀啄状，左手加压，默念一百个数。

（13）如果失眠严重的患者还可以加按手上的前头点、头顶点、偏头点、后头点。按压方法同前。

（14）以一个月为一疗程，自会有效。治疗的过程中大家要放松心情，不能因暂时的无效而放弃治疗。这种保健操只有好处没有副作用，失眠的人都可以尝试一下。

这四项如果能坚持做，就不怕失眠，让失眠永远离开你！

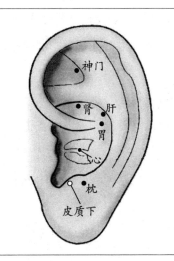

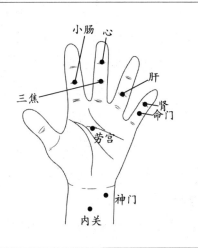

6. 治好慢性肾炎，不让肾脏受伤害

> 肾是主穴，配以膀胱；肺是肾之母，因此取肺；肝是肾之子，因此取肝；再配上心、神门、肾上腺、内分泌、皮质下、枕。

记得有一年的五一劳动节，温州的一位针灸医生林先生前来拜访。他这次来的目的有两个：一是与我进行医学上的交流，二是向我学习X形平衡法来治病。

我把高升点治病的原理重点介绍了一下，林先生听后非常感兴趣，也觉得不可思议。我继续介绍说，在X形平衡法中，最关键的是准确地找到高升点。另外，根据物理学中的杠杆原理，杠杆越长，撬动力就越大。因此按压远端的穴位，作用远远大于按压近端的穴位。

结束交流之后，林先生向我求助。原来，他患了好多年的慢性肾炎，因为这种病极容易反复，所以尽管他自己是医生，却也没能找到有效的办法治好自己的病。

其实，引发慢性肾炎的病因比较多，总的来说是因为肾脏受到一定损害，从而引起血尿、蛋白尿、高血压、水肿等，并伴有不同程度的肾功能减退。病人通常表现为无力、易疲劳、腰痛、恶心、呕吐、脚踝处水肿等，最直观的是病人眼睑水肿，因恢复得很慢，可以捏成任意形状。特别值得一说的是，慢性肾炎不是老年人的专利，它可以发生在任何年龄，而且以青中年男性为主。

根据X形平衡法，我顺利找到林先生的高升点，再进行指压，他马上感觉好了一些。

于是，我把X形平衡法全部教授给林先生，还为他开了肾保健方。

因为中医认为，肾是"先天之本"，不仅是人体生长、发育、生殖之源，也是生命活动的根本。一个人身体是否健壮，与肾的强弱很有关系。通常肾健康的人，身体都比较强壮，如果肾出现问题，就会引起各种健康问题。

具体的肾保健方是：肾是主穴，配以膀胱；肺是肾之母，因此取肺；肝是肾之子，因此取肝；再配上心、神门、肾上腺、内分泌、皮质下、枕。以肾、内分泌、皮质下为重点，可配捏脊。

临行之前，林先生高兴地说，他找了我好几年，直到这次才见到我，觉得不虚此行，收获很大，非常感谢我。我也觉得很高兴，因为X形平衡法能帮助别人治愈疾病。

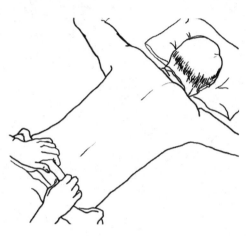

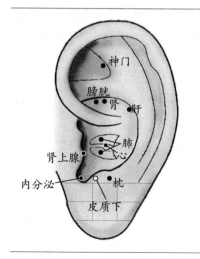

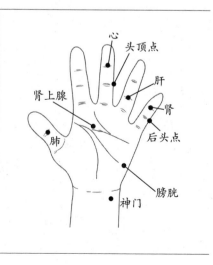

第七章

再老都记得那些最爱的人

——护脑益智按摩法

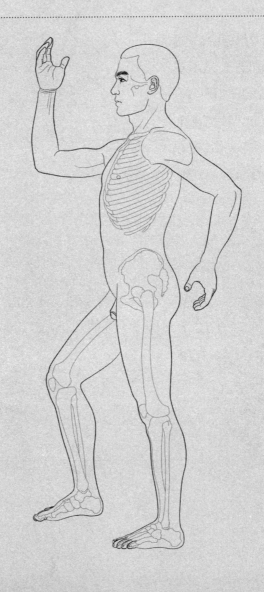

1. 用五七穴稳住高血压脑病

> 压耳、手、足上的五七穴，压大X形双合谷、双太冲和捏脊（从上向下捏，一天一次，一次捏五至九遍）。

有病友问高血压脑病怎么治，我直接回复他，压耳、手、足上的五七穴，压大X形双合谷、双太冲和捏脊（从上向下捏，一天一次，一次捏五至九遍）。

也可以简单一点，取双侧耳穴：心、肾、肝、胃、神门、皮质下、枕、脑点。双合谷配双太冲，重点穴为心、肾、肝、神门、皮质下、脑点、双合谷、双太冲。为什么加胃，因为胃是人体的"小大脑"，人体所需营养的加工厂，按摩它有安眠的作用，"胃不和而夜不安"，因而下午五点以后最好不再进餐。类似这种病要早治，越早治越好，好了要继续保健治疗，以巩固疗效，防止复发。治疗高血压脑病与治其他脑病相比，也可多加压鱼际、至阴和耳穴腹水穴（防止出血或脑积水）。

高血压脑病由于脑部小动脉持续、严重痉挛后出现被动或强制性扩张，引起脑组织水肿及颅内高压和相应的临床症状，一般在血压控制住后，症状1~2小时内可以完全恢复，因此降血压也是非常重要的（压穴方参考治高血压篇）。

安庆市有位患者的家人打电话来，说请我给她老伴看一下病，她说还是在北京某大医院治疗时才听医生说，自己家乡安庆就有一个很出名

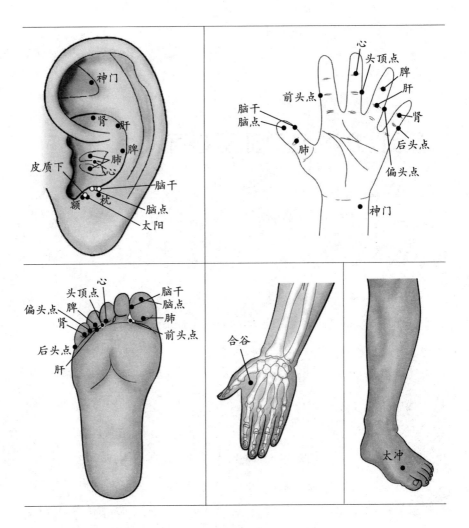

合谷：手背虎口处，于第一掌骨与第二掌骨间凹陷中。

太冲：足背第一、第二脚趾间向上推，感觉一凹陷处就是。

的民间中医，并给了她一本《人体X形平衡法》。她说老伴血压高并且便秘，前年某一天晨便时，突然脑出血，经抢救后落下了偏瘫后遗症。我给她出了方，让她在家按摩。

脑出血的人一般都有高血压，由于一些诱因，比如便秘、情绪激动等就会诱发此病。我儿子单位旁边就有一个五十多岁的人，平时看着身体壮壮的没病似的，可有一天我去他家开的小店买东西时，他家里人说他已经走了，早晨排便时脑出血抢救不及时去世。所以家里有血压高，又有便秘的老人一定要注意这方面的保健。

脑出血对中老年人健康生活威胁极大，它是急性脑血管病中最严重的一种，以四十岁至七十岁的中老年人为主要发病人群，致死率极高。脑出血有前兆，如突然感到头晕，无法站稳；突然说不出话来或吐字不清楚；视觉出现问题，看事物模糊不清；突然感到身体一侧出现麻木、无力、活动不便等，拿不住东西，走路不稳，嘴歪、流涎等都是前兆。一旦发现脑出血前兆一定要及时去正规医院检查和治疗。

2. 中风后遗症治疗法——吞咽困难、偏瘫

> 取双侧耳穴：脑干、心、肾、肝、脾、肺、颈椎、髋、腰椎、肩、口、咽喉、食道、皮质下、枕；再配以手穴，根据X形平衡法原理，在健侧肩、髋内侧各取一个高升点指压。

电视和电影里经常会出现这样的情节：某个人（一般都是老年人）气急攻心，一口气上不来，便猝然昏倒在地，不省人事。等他再次醒过来时，却已经嘴角歪斜，连话也说不清楚。

这就是医学上所说的中风。这种病是由脑血管病变引起的，多见于老年人，尤其是高血压或明显动脉硬化的人。它包括西医说的脑梗死和脑出血等疾病。因为它发病率高、死亡率高、致残率高、复发率高，即使度过了危险期，大多还是会留下后遗症，如半身不遂、言语不利等。所以，医学界把中风同冠心病、癌症并列为威胁人类健康

的三大疾病。

有一年，我在北京遇到了《新安晚报》社的马女士。马女士是我的伯乐，如果没有她，《人体X形平衡法》就不可能付梓。俗话说得好，滴水之恩，当涌泉相报。就在我不知如何报答她的时候，她说她最近烦心不已，因为母亲右侧半身不遂。这不正是我报恩的好机会吗。

于是，我主动提出跟她回浙江永康，亲自登门去给她母亲治病。

马女士母亲的病情相当严重，既不能说话，也不能行走。最严重的是，她的嘴巴瘫痪了，无法咀嚼东西；咽喉也瘫痪了，无法吞咽东西，总之什么也吃不了，每天靠输液来维持生命。

治病需要灵活运用，不同的病情需要取不同的穴位。要想治好马女士母亲的病，关键是要让她能够正常吃东西，并且能够消化，因此在取穴的时候，我比一般的偏瘫多取了口、咽喉、食道等穴。具体治疗过程是，先取双侧耳穴：脑干、心、肾、肝、脾、肺、颈椎、髋、腰椎、肩、口、咽喉、食道、皮质下、枕；再配以手穴，根据X形平衡法原理，我又在其健侧肩、髋内侧各取一个高升点指压。

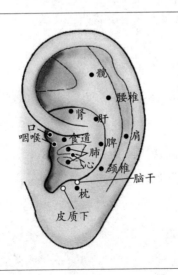

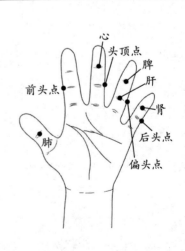

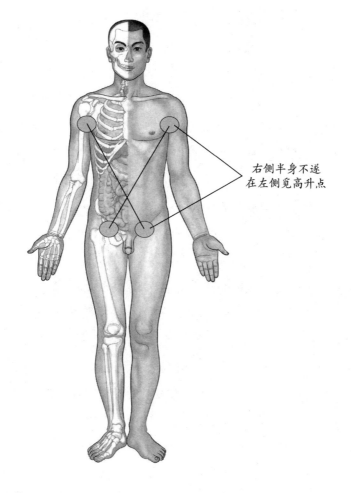

右侧半身不遂
在左侧觅高升点

疗效非常显著，我精心按摩一次后，马女士的母亲就能自己吃下一块饼干了。后来听马女士说，她母亲继续接受按摩一段时间后，不仅能说话，能走路，还能自己吃下一碗饭，基本已经痊愈了，现在已经和她父亲一起回到乡下安度晚年。

在浙江永康，我只住了两天，但两天都没有休息，忙着为马女士的亲戚朋友看病。

这次浙江之行，了却了我报答马女士的心愿，也让我对X形平衡法更加增强了信心。

其实，中风并不是老年人的专利，年轻人也有可能患病，我就遇到过这样一个病人。

她是个二十六岁的女性，高中毕业后没有考上大学，就在父母的反对之下，坚持嫁给了自己的高中同学，并从此与娘家断绝了一切联系。最初，他们夫妻的感情还不错，但在她怀孕后，就经常与丈夫争吵。有一次，他们吵得非常凶，丈夫一气之下，一个耳光将她打倒在地。

家里人赶紧将她送去医院，经过医院的抢救，孩子虽然安然无恙，她却因中风而半身不遂，只能躺在床上。而且医生还断言，她无药可救，将终身瘫痪。就在这个时候，她的丈夫竟然提出离婚。幸好婆婆非常疼惜她，求人联系我，希望我能救她脱离苦海。

二十六岁，正是美好年轻的时光，可这位孕妇却遭遇这样的厄运。出于同情心和正义感，我下定决心为她治疗，坚决让她重新站起来。只要她能站起来，就有力量再次争取幸福生活。

我替她扎针的时候，许多人都前来围观。我先取双侧耳穴：肾、心、腰椎、颈椎、髋、肩、脑干、神门、皮质下、枕，耳针的刺激要弱一点，留针一小时；再配上体针：在患侧髋部、肩部内侧各取一个压痛点，体针的刺激要强一点，留针十五分钟。

运针还没有结束，奇迹就出现了。一个围观者惊喜地叫道："快看，她的腿和手臂能动了！"也就是说，我只扎了一次针，这位妇女的腿与手臂就能活动了。

接下来，我继续为她扎针。一周后，她能下床了；二十天后，她能行走了，唯一遗憾的是，她的手指始终无法活动。于是，我又连续给她扎了二十天的针，希望她的手指能活动自如。但是结果依然非常遗憾，她的手指还是动不了。

花四十天给这位妇女治病，时间应该是最长的。尽管我没有让她的

压压手脚耳，治好老毛病

手指活动自如，但我治好了她的瘫痪，也挽救了一个破裂的家庭。她重新站起来后，与丈夫和好。看到她再次获得幸福，我心里的快乐是无与伦比的。

在这之后，我给病人医治半身不遂时，不再用针扎刺穴位，而是用火柴棒或牙签圆头压耳穴，用手指压体穴，也治好了病人。而且相比起来，这位妇女还是康复得最迅速、最理想的，也许这是因为她只有二十六岁，年富力强，身体自然康复得快吧！

3. 多穴并用治疗帕金森病

取耳穴的心、肝、脾、肺、肾、胃、颈椎、腰椎、脑点、脑干、太阳、额、神门、肾上腺、内分泌、皮质下、枕；手穴上的心、肝、脾、肺、肾、胃肠点、神门（指压）、脑点、脑干、前头点、头顶点、偏头点、后头点、肾上腺（此穴在咳喘点和胃肠点之间）、足跟点（指压）；体穴的双合谷、双太冲、双神门、双昆仑、双内关、双三阴交、人中、长强、双足三里；捏脊、捏任脉（加压膻中、鸠尾、气海、关元、中极）；天（百会）、地（涌泉）、人（神阙）三穴同压。

有网友在网上问我儿子：你好，周大哥。我是福州的。还要请教你帕金森病和全身僵硬的问题。这应该是属于神经系统的病吧，我翻了五本周老师的书，都没找到相关的处方，也没有详细的病例。你是否帮我解决一下，我需要这些穴位给我好朋友的父母按摩。他们好可怜，住医院花了不少药费，但没有用。他们只吃一点东西，没有办法走下楼，天天关在楼上，因为会摔跤。

我儿回答：我问了周老，周老说按脑部疾病按穴，即取耳穴的心、肝、脾、肺、肾、胃、颈椎、腰椎、脑点、脑干、太阳、额、神门、肾上腺、内分泌、皮质下、枕；手穴上的心、肝、脾、肺、肾、胃肠点、神门（指压）、脑点、脑干、前头点、头顶点、偏头点、后头点、肾上腺、足跟点（指压）；体穴的双合谷、双太冲、双神门、双昆仑、双内关、双三阴交、人中、长强、双足三里；捏脊、捏任脉（加压膻中、鸠尾、气海、关元、中极）；天（百会）、地（涌泉）、人（神阙）三穴同压。如果没考虑到的，以后再补充，先提供这些穴位，供参考。

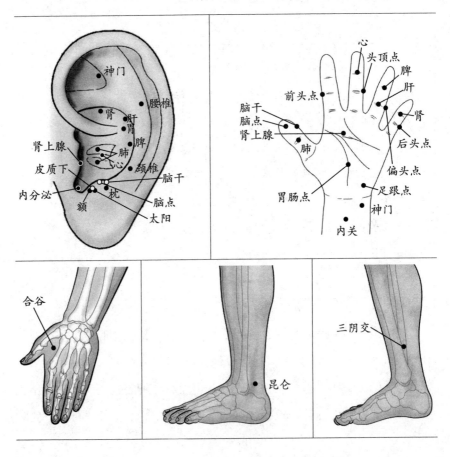

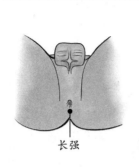

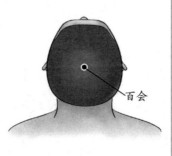

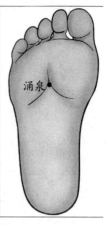

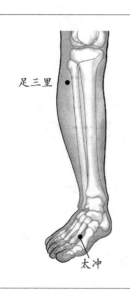

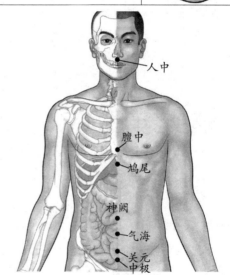

内关：掌横纹上两寸，两根肌腱中间。

神门：手掌小拇指侧远端横纹处，肌腱外则。

合谷：手背虎口处，于第一掌骨与第二掌骨间凹陷中。

太冲：足背第一、第二脚趾间向上推，感觉一凹陷处就是。

昆仑：外踝尖与跟腱之间的凹陷处。

三阴交：四指并拢，小指靠在内踝尖上，食指上缘平行线与胫骨后缘交点就是。

长强：尾骨下端与肛门连线中点。

足三里：外膝眼下三寸、向外一寸处。可沿胫骨向上摸，至有突出的斜面骨头阻挡为止，旁边一寸就是此穴。

人中：人中沟上三分之一处。

神阙：肚脐。

涌泉：脚掌前三分之一处，人字沟上。
百会：头顶，两耳尖连线中点。

大家也能看出，治疗这个病的穴位比较繁琐，因为它确实是个难治之症。老年人的肝肾阴虚、气血亏虚、风火痰淤都会导致发病。所以治疗时要疏肝理气，化痰活血，滋养肝肾，益气养血。因为这个病的一个突出症状是震颤，震颤这类动的症状中医认为一般跟风有关系，所以还可以加入熄风的相关治疗。肝属木，木生风，这种病用上肝穴，定有镇静与熄风之妙用。多取脑干穴，因皮质下、脑干、枕，主管运动系统，而合谷与太冲穴有高度镇静作用。

4. 防治老年性痴呆，不给孩子添负担

> 取耳、手、足穴：心、肝、脾、肺、肾、神门（脚为昆仑）、皮质下（头顶点）、枕（后头点）、脑点诸穴，配上每天捏脊一次，每次捏五至九遍，体穴取双合谷、双太冲，睡眠不好可加上揉涌泉。

前些天看电视，里面提到说老年痴呆这个病名不让使用了，要叫阿尔茨海默病。虽然读着有点拗口，但也能感受到专家们的良苦用心。毕竟"痴呆"作为一种疾病听上去让人觉得不是很舒服，尤其对曾经也跟我们一样的正常人，为了国家、家庭奉献了一生年华的老人来说，更让人觉得不忍。

前年从河南郑州来了一个小伙子，想学习X形平衡法，帮别人和家

人治病，他说他的爷爷是老年性痴呆症。我对他说如果你有医生资格证，你可以给人看病，如没有只能给自己和家人治。因为X形平衡法是家庭保健的方法，不能非法行医，他听了直点头。他学得很认真，同时将治疗老年性痴呆方子记了下来，取耳、手、足穴：心、肝、脾、肺、肾、神门（脚为昆仑）、皮质下（头顶点）、枕（后头点）、脑点诸穴，配上每天捏脊一次，每次捏五至九遍，体穴取双合谷、双太冲，睡眠不好可加上揉涌泉。

老年性痴呆是由于老年人脑部萎缩引起的精神疾病，就像世界上

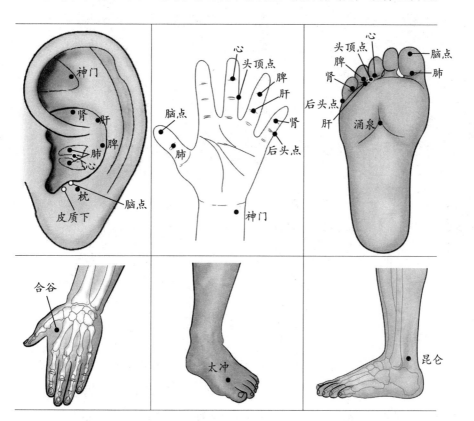

合谷：手背虎口处，于第一掌骨与第二掌骨间凹陷中。
太冲：足背第一、第二脚趾间向上推，感觉一凹陷处就是。
涌泉：脚掌前三分之一处，人字沟上。
昆仑：外踝尖与跟腱之间的凹陷处。

没有两个完全一样的人，得这个病的人也不会有完全相同的病变进程。有的人进展得快一点，有的人慢一点。对这个病是防重于治，在还没有症状前，我们就勤于用X形平衡法保健，以后得病的概率就小。如果已经患病了，更要及时治疗，这样能使病情进展减缓，甚至好转。

生这个病其实家属的痛苦大于患病者本人。当我们最爱的父母不再记得我们，甚至不记得自己的伴侣的时候，那种刺痛人心的感觉该是怎样的刻骨啊。所以家人要特别留心老人早期的发病症状，越早保健按摩越好。老年人自己也要注意自我保健，尽量不生这个病，一是能有个幸福的晚年，二是不给亲人增加负担，不让他们承受身体和精神上的双重压力。

5. 大脑保健操让衰弱的神经变强壮

以前找我治疗神经衰弱的人并不多，大部分是脏器出了问题，或者其他疑难杂症。但现在我感觉很明显，患这个病的人逐渐多起来。原先我一直认为压力大的学生和年轻人容易得这个病，因为它本来就跟精神和心理因素有关，干体力活的人、心宽的人得的就少，万事不挂心，活得就快活。

但现在无论是到外地讲课还是接到的咨询电话，都有很多老年人说自己神经衰弱。他们也跟我说一些家长里短，多有操心的、不痛快的事，说不上从哪天开始，就变得容易累、失眠、记忆力减退、头痛……情况时好时坏的，还有各种躯体不适等症状。

我也曾患有严重的神经衰弱，把它治疗好一方面是我努力调节的结果，另一方面得益于我自创的大脑保健按摩操（头运八卦）。这套操我坚持做了两年，实践证明它是安全有效的，只是要持续比较长的时间。这个操一共有八步，我细细说，大家慢慢学（DVD光盘有详细的演示）。

一、以头顶百会为中心，以手掌大小鱼际为着力点，做满头大幅度揉动，顺时针逆时针各揉八十一次。百会是一个非常重要的穴位，它属于督脉，督脉主要走行在背部，背属阳，而百会又在头顶最上部，上也属阳，它的位置就决定了它阳中之阳的地位，所以古人才说它是"诸阳之会，百脉之宗"。百会是人体的总指挥部，是大脑皮层所在地，相当于耳穴的皮质下，揉动它及其四周有强身健脑、增强心肺功能的作用。中医常用这个穴来治疗头痛、眩晕、中风后不能说话、健忘、失眠等问题。

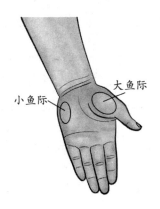

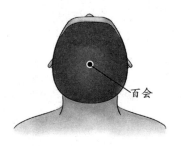

百会：头顶，两耳尖连线中点。

二、以额头印堂穴为中心，用大小鱼际处顺时针逆时针各揉八十一次。练气功的人常说开天目，这个天目的位置就是这里。据我体验，前头与神经、消化两系统关系密切，揉动此处可以防治神经和消化系统的疾

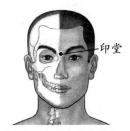

印堂：两眉头连线中点。

病，还能保健双目。长期按摩能消除头痛、眩晕、失眠的问题。

三、以太阳穴为中心，用大小鱼际顺时针逆时针各揉八十一次，双手同时揉两穴。通过这么多年的按摩体会，我发现偏头与肝胆关系密切。肝与怒这种情志相关，所以有肝病的人脾气多暴躁易怒，按揉这个穴位就能镇静安神，让人平静下来。有偏头痛的人做这个按摩尤其适宜，它还对失眠的人非常有效。

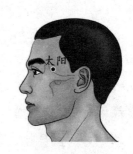

太阳：眉梢与目外眦连线中点向外一横指。

四、以后脑风府穴为中心，用大小鱼际顺时针逆时针各揉八十一次。《针灸大成》里说风府穴主治"脑中诸疾"，也就是各种脑病。后脑与人的泌尿、生殖关系密切，揉后脑除了治脑病外，还能防治各种泌尿、生殖系统的疾病。后脑主管人的运动与平衡，对防治瘫痪和关节病也有效果。

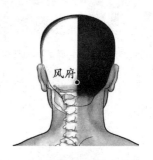

风府：后发际正中至上一横指，凹陷处。

五、以单手五指指尖，从印堂向风府，沿中线来回划动八十一次。注意一定要用指尖，不然容易使血气运行发生偏颇。脑后是任督二脉能否贯通的关键点之一，这个按摩动作可以帮助任督两脉气血顺畅流动，增强人体的免疫力。

六、双手手掌在整个面部顺时针逆时针各揉八十一次。很多老年人也经常做类似的动作，比如把手掌搓热，然后上下搓脸。方法大同小异，都能起到美容、防衰老的作用，又能按摩到眼和鼻，对防止鼻病、眼病、感冒都有作用。

七、双手来回前后搓动双耳八十一次，使双耳发热，具有健身强耳的作用。

八、两手手指分别放在头部左右，按前、内、后、外的方向大幅度

压压手脚耳，治好老毛病

抓梳八十一次，然后再按后、内、前、外的方向大幅度抓梳八十一次。注意用指尖，稍用力，但不要把头皮抓伤。这个动作可以活动全脑气血，帮助头皮和头发的新陈代谢，强化大脑，防止脑部疾病的发生。

老年人除了要器官好，精神好也非常重要。有好的精气神，心情就会舒畅，别的病得的就少。大脑与治疗一切慢性的痼疾关系密切，所以我建议老年朋友坚持做。而且这个不用任何器具，只要你的两只手，基本上也不需要别人帮忙，自己就能给自己做。我习惯中午午休一会儿，有时太忙没空午休的话，下午我就会做做这个操，这样一下午精神都非常好。

第八章

老了有副好骨骼就是幸福

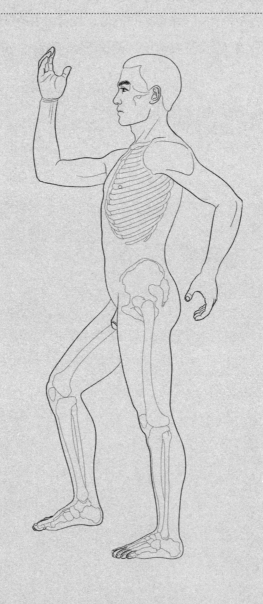

1. 手麻肩颈硬，小心颈椎病

> 用大X形疗法，以压痛点取穴，越痛作用越显著。脚穴因有内外踝骨，可以试压，以最痛处取一个点指压，如疗效欠佳，亦可试用两个点同压，但以最痛者为重点。取双手双脚共四个点或六个点。
>
> 先取双侧耳穴：颈椎、肾、神门、肾上腺、内分泌、皮质下、枕；再配合脚穴：颈椎1、颈椎2、昆仑、太溪。按压要领：用牙签圆头或小棒强压耳穴指穴而不揉，体穴用指或棒强压而不揉，重点穴颈椎压6~10分钟，一般穴压3~5分钟，体穴压8~10分钟。

在脊柱椎骨中，颈椎的体积最小，但灵活性最大，活动频率最高。可以这么说，颈椎是全身活动的总开关，一旦发生严重病变，就可能导致全身瘫痪。一般来说，颈椎病是坐办公室的人的职业病，同时也是一种常见的老年病，属于退行性病变，就是身体老化导致的，所以老年人很容易得。

颈椎病变后引发的症状很多，早期主要表现为头晕、失眠、局部手臂麻木无力、手指发麻、肩颈酸痛发紧，头颈肌肉僵硬，活动不灵活，等等。朋友们可以自己检查，如果身体出现了上述症状，就很有可能是颈椎出了问题。

当然，也不用害怕。虽然颈椎病比腰椎病难以治愈，但也并非疑难杂症。我研究的X形平衡法就能有效地治愈颈椎病。根据X形平衡法，手颈和脚颈代表人体的颈椎，具体是前侧代表前侧，后侧代表后侧，右侧代表右侧，左侧代表左侧。也就是说，如果颈椎后侧有病，高升点就在手颈与脚颈的后侧寻找。

找到高升点后用指压，为的就是让高升点下沉，让另一端的低沉点上升，直到身体恢复平衡，这样疾病也就治好了。如果是慢性颈椎病，至少得治疗一个月，时间越长，效果越好。

很多人认为，病症消失了，不觉得疼痛了，能灵活运动了，就不用再指压了。这样可不行，颈椎病治愈后还得坚持压穴，否则有可能反复，而反复的病就非常难治了。所以在治疗颈椎病的时候，就算疾病痊愈了，为了巩固治疗，也还得继续进行指压。

之所以尝试用大X形平衡原理治病，原因有三个：一是简单方便，大X形不需要记穴与认穴，只需要在相应的部位取高升点；二是见效快且巩固，只要找准了高升点，大X形就可以迅速地治好疾病；三是十分安全，指压的过程中，只要不压破皮肤，压穴的时间与遍数不受限制。

正是因为这种方法非常简单，当一位女患者打电话过来，表示想登门求医时，我婉言谢绝了，但告诉她怎样用大X形疗法来治疗颈椎病。她欣然接受我教授的疗法，在两只手和两只脚各找到一个高升点，在每个点压八分钟以上，每天压一到两次。

两三个月后，她再次打电话给我，告诉我她的颈椎病治好了。

在电话中也能治好颈椎病，这是一条很好的经验。从这以后，无论是电话咨询，还是登门求医，我都首先采用大X形疗法，为不少病友解决了烦恼。

找高升点的时候要注意，以压痛点取穴，越痛作用越显著。脚穴因有内外踝骨，可以试压，以最痛处取一个点指压，如疗效欠佳，亦可试用两个点同压，但以最痛者为重点。取双手双脚共四个点或六个点。

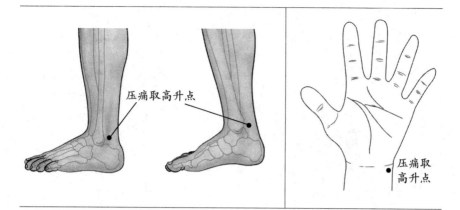

压痛取高升点

压痛取高升点

当然，治疗颈椎病并非这一种方法，耳穴配脚穴的治疗效果也很不错。

有位近七十岁的老太太，在别人的推荐下，上门来求我治病。她已经患病十五年，病情比较严重，颈部已经僵硬而无法活动。看着老人为疾病所扰，我心里很难过，马上为她取穴。

先取双侧耳穴：颈椎、肾、神门、肾上腺、内分泌、皮质下、枕；再配合脚穴：颈椎1、颈椎2、昆仑、太溪。按压要领：用牙签圆头或小棒强压耳穴指穴而不揉，体穴用指或棒强压而不揉，重点穴颈椎压6~10分钟，一般穴压3~5分钟，体穴压8~10分钟。

令人难以置信的是，按摩半个小时之后，老太太的头颈就活动自如了，僵硬的症状立刻消失了。如此显著的效果，大大增强了她彻底治好颈椎病的信心。接下来，我仔细认真地将按摩方法教给她，她高高兴兴地回家去了。

根据我多年经验总结，治疗慢性颈椎病，一个疗程一个月，可以压三到五个疗程。疗程越长，效果越巩固。治愈后如不坚持巩固压穴，就怕反复，而反复之病，就比较难治了。

对此类病的治疗，我有两点体会，一是有些人治病只看眼前，不看长远，发病即治，病好即忘。殊不知慢性病并未根治，只有治一个疗程

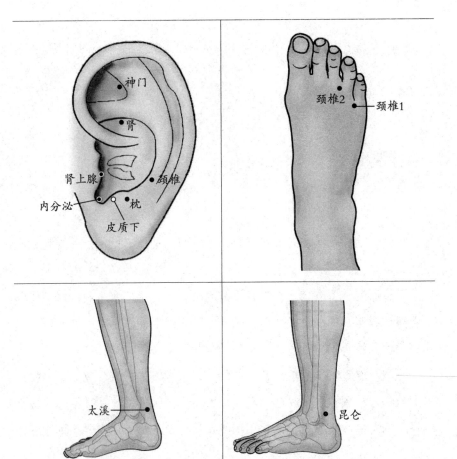

太溪：内踝尖与跟腱之间凹陷处。
昆仑：外跟尖与跟腱之间的凹陷处。

　　甚至两三个疗程，才能除根。复发的病，常常是越反复越严重，甚至无可救药，切记！二是要特别重视平日保健，防病胜于治病，早治胜于晚治，治胜于不治，长治胜于短治。

　　有颈椎病的人必须有个好枕头。我们每天睡觉的时间大约占三分之一，枕头对颈椎来说影响巨大，要高低软硬适度。还要注意颈部的防寒保暖，多做做颈部保健操。

2. 肩周炎的克星——两本穴

> 脚的第四和第五趾后一寸左右的地方，找到一个高升点，左肩取右脚脚穴，右肩取左脚脚穴，右脚配左手手穴，如双肩全病，可取双脚指压治疗。
>
> 取双侧耳穴：肩、颈椎、神门、肾上腺、内分泌、皮质下、枕。以肩、颈椎为重点。

肩周炎全称为肩关节周围炎，主要病因是劳累过度、年龄增长，年长的体力劳动者最容易患病，尤其是五十岁左右的人，其中女性比男性多。正因为如此，肩周炎又被称为五十肩。

那时候正好有一位女性病人，她患肩周炎已经长达三年。开始的时候只是阵发性疼痛，还会出现酸麻肿胀，常因天气变化及劳累后发作；后期发展为持续性疼痛，而且晚上比白天疼得厉害，连活动都不方便。

因为她是左肩有病，我便在她右脚的第四和第五趾后一寸左右的地方，找到一个高升点，每天大概指压八分钟，两周以后，她的肩周炎就被我治好了，从此没有发作过。

由此可见，脚穴的治疗效果同样非常好，尤其适合女性病人，因为不用碰触女性的敏感部位。后来，我将脚穴定名为"两本穴"（肾是先天之本，脾是后天之本），是人体重要穴区之一，很值得研究。

左肩取右脚脚穴，右肩取左脚脚穴，右脚配左手手穴，左脚配右手手穴，如双肩全

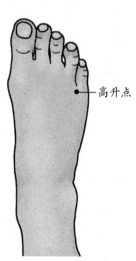

高升点

病，可取双脚指压治疗，时间不限，疗程不限，直到治愈为止。

为了帮助老年人摆脱这个恼人的疾病，除了脚穴外，我又研究出耳穴的治疗方法。

其实，以往的经验已经证明单用X形平衡原理在脚上找高升点，即可治好肩周炎。但如果病情严重，疼痛难忍，加上耳穴来治疗，这样不仅作用更快，效果也更好。

以前我认识一位很聪明的女士，她曾经说过一句话："一个人架子太大是不好的，但不能没有一点架子，没有架子也是人们所瞧不起的。"我对这句话有切身的感受，因此对她非常钦佩。有一次，她登门请我去为她婆婆治病。原来，她婆婆以前一直住在农村，这次进城来带孙女，不料老毛病肩周炎发作了，而且病情相当严重。老人家痛得难以忍受，睡也睡不着，吃也吃不下。这位女士看着婆婆日渐消瘦，心里着急得不行。情急之下，她想到了我。

老人家是左肩有病，根据X形平衡法，我在她右脚四、五趾后找相应高升点，再进行指压。我又嘱咐这位女士："在治疗肩周炎的过程中，一定要让你婆婆注意休息，千万不能让她下冷水，否则有可能会引起反复，大反复是很难治的。"

为了让老人家好得更快，我又取双侧耳穴：肩、颈椎、神门、肾上腺、内分泌、皮质下、枕，以肩、颈椎为重点。

也许有人觉得奇怪，治疗肩周炎，取颈椎做什么呢？这是因为肩周炎通常与颈椎有直接的联系。虽然我们一般情况下不配颈椎，但如果病人患病时间较长，病情又比较严重、顽固，最好还是

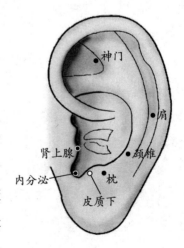

配上颈椎，疗效才会更好。

就这样，持续治疗二十天后，老人家的肩周炎终于治愈了，不仅能吃能睡，还能带孙女。那位女士放下心来，再三向我表示感谢。

尽管我治好了不少肩周炎患者，但在给一位副总编辑治疗的时候，我却失败了。

我百思不得其解，因为X形平衡法治肩周炎是很有效的，如果始终治不好，那很有可能不是肩周炎，于是我对他说："你可能没有得肩周炎，而是内脏出了问题，最有可能的是肺部，我建议你还是去医院做一次彻底的检查吧。"

这位副总编辑听我的话，马上去医院做检查，检查结果很快就出来了，他竟然被确诊为肺癌晚期！听到这个消息，他当场就蒙了，连路也走不了，最后还是报社派车去接的他。尽管他马上入院治疗，但可惜的是，五个月之后，他还是去世了，死的时候才五十多岁。

这件事情让我明白，人们发现身体表面疼痛时，可能是内脏有了毛病，所以才通过疼痛反映出来，其中最严重的就是癌症。一旦身体出现疼痛，最保险的做法就是去医院做一个全面检查。而这位副总编辑就是没有去检查，把肺癌当成肩周炎来治疗，不仅没治好，还耽误了最宝贵的治疗时机，实在是太可惜了。

事有凑巧，一位同事告诉我，他的手臂和腿部的淋巴结肿大，问我能不能治。我当即对他说："我可以给你治，但你要先好好检查一下身体，看看是不是内脏有病。"这位同事一检查，发现自己患的是肺结核。幸运的是，他及时治疗，最后痊愈了。在很早以前，肺结核是不治之症，虽然现代医学可以治愈，但假如治疗太晚，送命的可能性也会很大。

前事不忘后事之师，朋友们都要记住：X形平衡法对治疗肩周炎有奇效，要是久治不愈，很可能是其他疾病。如此反复啰嗦，只希望引起人们警惕。

3. 值得大力推广的腰椎间盘突出症按摩法

> 取双侧耳穴：腰椎、肾、神门、肾上腺、内分泌、皮质下、枕，配合手穴腰腿点（左腰痛，取右手；右腰痛，取左手；两侧腰痛，取双手）。
>
> 用四肢的大X形平衡法，在两臂后侧肘弯处与两腿弯处各取两个点，每个点强力指压八分钟。

腰椎间盘突出，这是西医的诊断病名，中医学典籍中没有这个名称，最明显的表现为腰痛或腰腿痛。这种病比较常见，现在年轻人运动的少了，三十多岁就患病的也大有人在。老年人本身骨骼在退化，抻一下扭一下都容易发病，所以现在患腰椎间盘突出症的人比以前多很多。

我自己就患过这种病。那是因为我早年在农场劳动时，和工人们一起把百公斤重的麦包扛到肩膀上背。刚开始还吃得消，但渐渐地越来越吃力，只好弯腰屈背去扛。到底扛过多少麦包，我自己也记不清楚了，只知道长期扛包让我的脖子上出现了一个疙瘩，后来还患上了腰椎间盘突出症，再也无法挺起腰杆。

那时我正在研究人体X形平衡法，并用它来治疗失眠，效果非常不错，于是我就打算用这个方法来治疗腰椎病，采取的方式是耳针配手针。

取双侧耳穴：腰椎、肾、神门、肾上腺、内分泌、皮质下、枕，配合手穴腰腿点（左腰痛，取右手；右腰痛，取左手；两侧腰痛，取双手）。

足足针灸了两个月，我终于基本上治好了腰椎病。

从这以后，我充分地认识了X形平衡法的威力，它可以用来对付各种腰病，效果又快又彻底。于是，我大力推广这种疗法，为无数腰椎病患者解除了痛苦。

除此之外，用四肢的大X形平衡法治疗腰椎间盘突出症的效果也很好。首先，在两臂后侧肘弯处与两腿弯处各取两个点，每个点强力指压八分钟。这四个点非常重要，是治疗腰椎间盘突出症的四个基本点，而且几乎各种腰病都能治疗，如腰椎病、腰肌劳损、腰部骨质增生、腰扭伤，等等，效果往往都非常出人意料。

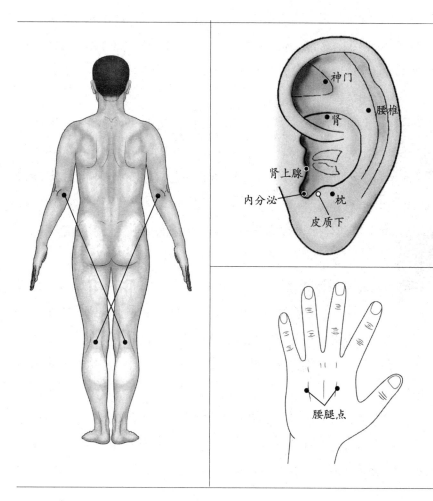

患腰椎间盘突出症的人，起先只是腰痛，很多人认为是小病小痛，就没有放在心上，常常忍一忍就过去了。殊不知，不知不觉中，腰椎会发生病变，等到疼痛加剧时再去检查，这时候医治起来就很不容易了。

一般来说，治疗慢性腰痛效果很慢，少说也要二十天到一个月。但慢性病急性发作，性质就从慢性转化为急性。而急性病治疗效果快，只要重重地压下去，就可以达到根治的目的，这也算是因祸得福吧。

随着治好的病人越来越多，我的名气也越来越大，经验也越来越丰富。一天，我去给一个五十多岁的老人治病，他已经卧床两个多月，形势非常严峻。可只经过一次指压和按摩，他就能起床，还亲自将我送到门外，不停地说谢谢。这是我替人治腰椎病以来，最迅速、最有效的一次，不免心中暗喜。

不过，后来发生了一件事，让我深有感触，也让我知道人不能骄傲，山外有山，人外有人。

事情是这样的，我给市委负责人的侄子治腰椎间盘突出症，因为病情严重，我本来打算治疗二十天。在连续治疗了十天之后，他的病情有了明显的好转，但还没有彻底治好。可当时我母亲病危，我就急急忙忙地赶回去了。不过在回去之前，我再三嘱咐他继续治疗。

后来，这位病人找到了一位老奶奶，她竟然一次就治好了他的腰椎病。他告诉我说，老奶奶让他趴着，先让两位助手一人抓住他的一只脚，当助手将脚抬到一定的角度，就说不要动了，再在后面用双手推了助手的手一下，治疗就到此结束了。他当时并没有什么感觉，但病确实就治好了。

我在心里惊叹不已，两年都没有治好的病，在会治病的人手中不过几分钟的事。真的应对了那句古话：会者不难，难者不会啊！我不得不承认，这位老奶奶的本事比我大多了！

4.高升点对付老年性骨关节炎，攻无不克

> 取双侧耳穴：膝、神门、肾上腺、内分泌、皮质下、枕。再配手穴：双腰腿点。针刺与棒压、指压（手穴用指压）均可。重点耳穴：膝、神门、肾上腺。

这也是一个典型的老年病，是中年以后最常见的慢性疾病。关节我们用了几十年，里面的软骨就会磨损，甚至变形，骨质也会丢失，所以老了以后得关节炎也是很正常的。老年性骨关节炎最好发的部位为膝关节。主要的症状就是疼，这种疼很多人理解不了，X片看上去可能没那么严重，但是病人本身却总说疼得受不了。除了疼，膝关节还可能肿大，早上起床的时候关节僵硬，不好活动，得过上半个小时左右才能恢复正常。

我开始学习扎针的时候挺害怕的，小的时候被扎过，有心理阴影。但现在，我为了治疗膝关节炎，不得不鼓起勇气冒险扎针，选择的穴位是足三里穴。虽然扎的时候很忐忑，但最后还是成功了。

第一次扎针便获得了成功，我信心大增，开始用银针向膝关节炎发动猛烈的进攻。

因为我是右膝盖有关节炎，所以选择右腿的足三里，再配合左手的腰腿点，这个腰腿点不仅能治疗膝盖，对腰病也有特效，治疗腰部扭伤更是有奇效。

需要说明的一点是，扎针的学问大得不得了，并不是扎得越深越好，也不是感觉越强越好，有时扎得深了，针感反而弱了，针感强度应该适当。而扎腰腿点时，最好取45度向掌外斜刺，针感才会特别强烈。如果不注意扎针的角度，就会影响疗效。

就这样，我每天给自己扎针，一个月之后，中西医都治不好的膝关

节炎被我治好了，而且一分钱也没花。虽然我冒险扎针的勇气可嘉，但希望朋友们不要仿效，如果真的很想自学扎针，最好请个懂扎针的人在旁指导，不然要是出了什么问题，谁来救你？

后来，我的经验越来越丰富，不少人都请我去看病。大队支书就让我去给他一位亲戚看病。

这位亲戚是男性，患膝关节炎将近十五年。他曾经住院治疗过，但都没有治好，只能靠拄着拐杖艰难地行走。因为他腿脚不方便，所以我们事先说好，在他家住两天，每天早晚各扎一次针，总共治疗四次。

我取双侧耳穴：膝、神门、肾上腺、内分泌、皮质下、枕，耳穴弱刺激，留针一小时；再配手穴：双腰腿点，手穴强刺激六到八分钟，留针十五分钟。

出门之前，我也在心里犯嘀咕：我能在这么短的时间治好他的顽症吗？除非出现奇迹。让人高兴的是，奇迹真的出现了！

第一次扎针后，他便可以丢掉双拐，自己在屋子里行走；第二次扎针后，他就可以走到屋子外面去了。四次扎针结束后，他的双膝便真的痊愈了。据了解，他持续扎针一个月后，就完全恢复了劳动能力，甚至可以挑一百五十斤萝卜去集市上卖。

用针扎治好膝关节炎后，我又决定进行一个崭新而大胆的尝试——用人体四肢大X形平衡去征服膝关节炎。我的治疗方法非常简单，先在双臂肘弯的前侧，各取一个高升点，然后每点指压八分钟。

用高升点来对付膝关节，几乎是攻无不克，但有三点要注意一下：第一，高升点要取准，指压要压出强烈的痛感来，时间不得少于八分钟；第二，找高升点要灵活一些，如果是前侧有病，就在前侧取高升点，如果内侧有病，就在内侧取。总之，哪里有病就在哪里取高升点；第三，适当地指压手背上的腰腿点，如果是左膝有病，就压右手的腰腿点，如果是右膝，就压左手，如果双膝都有病，那双手都要进行指压。

压压手脚耳，治好老毛病

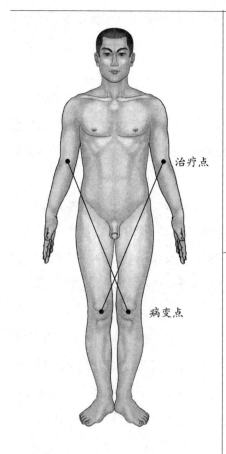

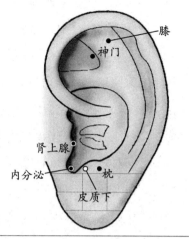

治疗点

病变点

膝

神门

肾上腺

内分泌

枕

皮质下

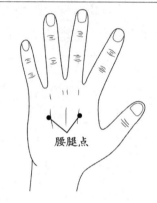

腰腿点

5. 治病没捷径，坚持忍痛才能治老年类风湿性关节炎

　　取双侧耳穴相应部位：膝、肘、神门、肾上腺、内分泌、皮质下、枕、肝、肾即可，不需要配合手穴与体穴，只要配上捏脊，以神门、肾上腺、内分泌为重点，按摩三到五个月。

同是关节炎，这个可比前一个厉害多了，晚期的时候关节不但会变形，还会使活动功能受限，最后导致残疾。这个病绝经期的女性患者比较多见，所以要提醒广大女性朋友注意。

开始的时候病人可能只会觉得累，肌肉酸疼，反正浑身不舒服，也可能会发低烧，慢慢地就会出现手、腕、膝、脚等关节的肿痛，慢慢地就会变成全身症状了。这个病经常反复发作，有时从一个关节转移到另一个关节，有时几个关节同时发病。

我认识一位六十多岁的老太太，第一眼见到她时，真是大吃了一惊！她蓬头垢面，眼屎糊眼，骨瘦如柴，已经不成人形。原来她患了类风湿性关节炎，不幸的是遇到一个庸医，双膝上敷着草药，然后被捆上，两个月内不许动。结果两个月之后，她的病非但没有减轻，反而双膝僵死，从此成了瘫痪。

根据以往的治病经验，类风湿关节炎最适合用的是耳穴，原因有两个。一是关节炎虽然顽固，但耳穴却是它的克星；二是患者四肢的关节肿大，不适合用大X形，只能用耳穴。因此，取双侧耳穴相应部位：膝、肘、神门、肾上腺、内分泌、皮质下、枕、肝、肾即可，不需要配合手穴与体穴，只要配上捏脊，以神门、肾上腺、内分泌为重点，按摩三到五个月，坚持下去就能看到明显的效果。

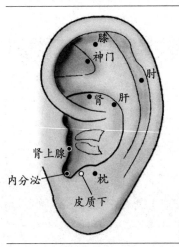

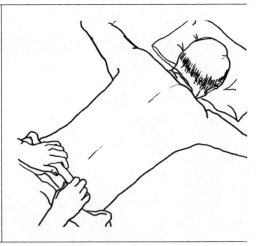

于是，我用火柴棒轻轻地在老太太耳上寻找高升点，然后又检查她的膝、腰椎、神门、肾上腺、内分泌、皮质下、枕、肾、肝等耳穴，她觉得刺痛特别明显，这说明病情已经相当严重。四十天过去后，老太太完全恢复了健康，体重也慢慢增加。可惜的是，她的双膝还是没有治好，仍然留下了残疾。但她关节的炎症全部消失，这也算可喜可贺了。

这次给老太太治病，我付出的时间与精力相当多，最大的收获就是积累了宝贵的治病经验。实践是最高明、最理想的老师，唯有通过实践，经验才会慢慢积累起来。

无数成功的病例证明，X形平衡法对付类风湿性关节炎十分有效，只要穴位正确，就算是十余年的顽固症也能治愈，而且这种方法简单，即便是"医盲"也可成为家庭医生。

后来，我经常收到病人写来的感谢信，他们都是类风湿性关节炎的患者，根据我的方法治疗一段时间后，都恢复了健康。当然，并不是每个人都能康复。因为尽管耳穴是治疗类风湿性关节炎的克星，但扎针或按压时疼痛难忍。如果病人忍受不了疼痛而中途放弃治疗，病又怎能治好呢？只有不惧痛又能坚持的人，才能最终治好身体上的疾病。

如果想找治疗关节炎捷径的病友，也可以尝试下压耳穴，它可以治疗各种类型的关节炎，效果非常好，但重点是找准穴位和坚持长期压穴。

神门、肾上腺、内分泌、皮质下、枕等，这几个穴位都具有消炎的作用，尤其是内分泌穴，更应该是重点；其次是神门穴，镇痛的作用很好；肾主骨，因此关节炎要取肾穴；肝主筋，而且还有抗风湿和排毒的功能；假如关节出现红肿的现象，也可以加上脾穴。

要想疗效更好，还可以配上大X形。比方说，如果是左手指有病，就配压右脚相应的脚趾；如果是左膝盖有病，就配压右臂右肘等。

无为县的一位宋先生在试了这种方法后，特意给我写来一封信，说他压耳穴治疗膝关节炎和指关节炎的效果特别好，比不压耳穴要好十

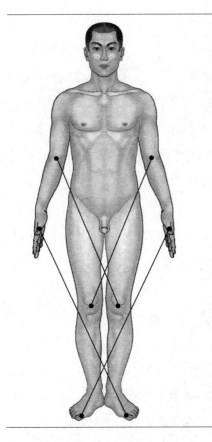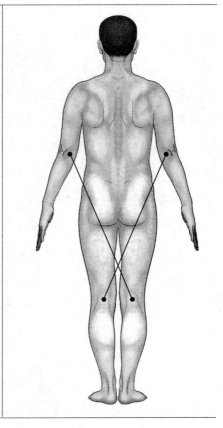

倍，而他取的耳穴是：神门、肾上腺、内分泌、皮质下、枕、肝、肾、膝、指。有心尝试的朋友，不妨在家里试一试。

6. 治疗坐骨神经痛要找到高升点

在X形平衡法中，取一个高升点。

配双侧耳穴：坐骨、神门、肾上腺、内分泌、皮质下、枕，一般压两分钟。

从医学上来说，坐骨神经是支配下肢的主要神经干，一旦坐骨神经发生病变，就会引起腰、臀部、大腿后、小腿后外侧和足外侧发生疼痛，有时像火烧一样疼，有时像刀割一样疼。如果咳嗽或用力，疼痛还会加剧，而且到了晚上会疼得更厉害。

由于坐骨神经痛是一种难以根治的顽固病，无论中医还是西医，许多医生都对其望而却步，因此患者通常忍忍就过去了。可是，坐骨神经痛不能听之任之，一旦不采取治疗，就很可能会导致瘫痪。

这个病不是老年人的专利，我除了治疗过很多老年人外，还治疗过孕妇和很多青壮年。这个病往往是由压迫造成的。比如孕妇，大多是胎儿压迫的，还有肿瘤患者、椎间盘突出患者都很可能会有相关的症状。

以前我治疗过一个孕妇，具体操作方法很简单，先在她右肩后面一寸左右的地方找到高升点，再用手指用力压6~8分钟。

奇迹出现了！她马上就能站起来，之后还包了饺子给我吃。自从怀孕以来，这还是她第一次下厨呢。第二天，我又用同样的方法给她指压了一次，她就恢复了健康，再也不用躺在床上了。

治好孕妇的坐骨神经痛，不仅她欣喜若狂，我同样也激动不已。因为我用世界上最简单、最容易、最迅速、最有效的方法，治好了坐骨神经痛。

后来，我用同样的方法治好了一位纺织厂的退休女工。当时她六十多岁，因为坐骨神经痛已经卧床三个月了，每天都由她的丈夫抱着上下楼。我被他们夫妻之间的情深义重深深打动，亲自动手为这位女工指压。十分钟后，她就不觉得疼痛了，还能自己站立行走，完全不需要丈夫搀扶。我把这个按摩方法教给她的丈夫，连续按摩十天之后，她的病就彻底治愈了。

下面我再把指压的方法说明白点，以便大家操作。首先，在X形平衡法中，取一个高升点。如果右腿坐骨神经痛，就在左肩后侧取高升点；如果左腿坐骨神经痛，就在右肩后侧取高升点。然后，用手指强压6～8分钟，疼痛就可消失。通常十天为一疗程，每天只需要指压一次。

不过，治病要因人因地因时而异，不可生搬硬套。病情较轻的，指压一到两次就能康复；病情较重的，也不过7～10天。但如果疾病比较顽固，就需要二十天为一疗程。

我大舅八十多岁，患有左腿坐骨神经痛，因患病多年，他的左腿肿得非常厉害，从大腿根一直肿到脚。由于他年纪比较大，病情也比较严重，因此我为他按摩了二十天，每天走十里路为他指压，一次也没落下，这是我治疗坐骨神经痛以来，时间最长、费力最大的一次。

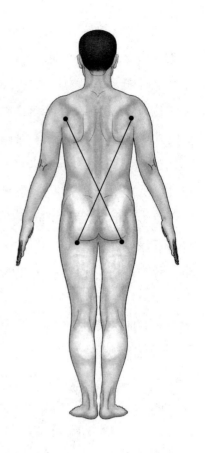

因为大舅是左腿坐骨神经痛，根据X形平衡法，应在右肩下臂后侧取高升点，压8～15分钟。为了增强疗效，我又配了双侧耳穴：坐骨、神门、肾上腺、内分泌、皮质下、枕，一般压两分钟。

治好了大舅的病我非常高兴，可一想到他为此遭受了这么多的痛苦，心里还是觉得十分难过。要是他早些年注意预防，现在也不会饱受病痛的折磨了。

前面我说过，坐骨神经痛多由其他问题引起，所以在治疗之前最好弄明白自己为什么会得坐骨神经痛。我遇到过好几起只知治疗坐骨神经痛，却忽略了原发疾病的治疗的案例。他们中有的是肿瘤压迫造成的，有的是白血病连带的疼痛。因为没有及时治疗，最后的结果都不大好。所以我总是再三强调诊断的重要性，尤其老年朋友，更要相信科学，相信医生，先进行确切的诊断，再自行治疗，以免造成"冤假错案"。

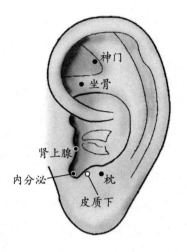

任何病都是防胜于治，最好立足于防。日常生活中要多锻炼，尽可能避免穿带跟的鞋，最好睡硬板床，采用平卧的姿势，等等，这些都是很好的预防和保健方法。最好的医生是自己，这的确是一条至理名言，但愿人人都能明白。

7. 疏通气血，战胜骨刺

> 取耳穴上的肾、神门、肾上腺、内分泌、枕，还有骨刺所在的部位对应的耳穴，并以此为重点穴。
>
> 根据骨刺的部位，用大X形来取相应的高升点。

我听说过一位老大姐的故事，她现在已经快一百岁了，在她六十多、七十多、八十多岁的时候分别患有肺结核、严重外伤、骨质增生，但都奇迹般地痊愈了。其中肺结核和骨质增生都没有用药就好了，肺结核是到医院拍片子的时候医生说她曾经得过，她自己都不知道，骨质增生也是她自己锻炼好的。

得骨质增生的人都知道，骨头上长了骨刺是很痛苦的，这位大姐的骨质增生发生在膝盖上，她不懂得什么医理，只是单纯地想：既然有骨刺了就把它磨掉。于是她每天坚持慢走，风雨无阻，生活也非常规律，就这样过了一年左右时间，她骨质增生的问题居然自己走好了。

我始终相信人体自有大药，很多病都是可以靠自己的力量来治疗的。骨质增生不光是增生这么简单，还有软骨的伤害和营养问题等。按摩上可以取耳穴上的肾、神门、肾上腺、内分泌、枕，还有骨刺所在的部位，比如颈椎有问题就取耳穴的颈椎，膝有问题就取耳穴的膝，并以这个穴位为重点。手上取肾和后头点。根据骨刺的部位，用大X形来取相应的高升点。颈椎有问题可以在手腕脚腕后侧寻找高升点，也可以在脚面上颈项区寻找高升点，膝关节有问题可以在肘关节找高升点。耳穴上每个穴位按压三分钟，重点穴按五分钟，耳穴按遍后，重点穴再按一次。手上的穴按五分钟。身体上的高升点按十分钟。

骨质增生在中医里算痹症，痹就是气血被阻滞了，不通畅了，关节和肌肉失去气血的滋养，就会出现酸麻红肿、屈伸不利等问题。老年朋友身体上的零件已经用了那么多年，现在到老龄期的人都经历了条件困难的年代，不但劳动强度一般比较大，年轻时营养状况也多不好，所以骨骼的问题也比较严重。治疗时除了要坚持按摩穴位，还要坚持适度的锻炼，不要因为疼就不动了，但也不能活动得太剧烈，以免造成骨质的磨损。像我提到的这位大姐，每天坚持慢走就是很好的锻炼方法。同时还要注意饮食营养，尤其是补钙，可以强化骨骼，避免问题严重化。

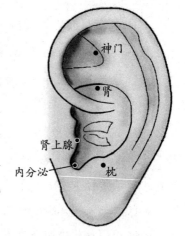

8. 按摩加营养，锁住骨质不疏松

> 耳、手、足部取：心、肝、脾、肺、肾、神门（脚为昆仑）、皮质下（头顶点）、枕（后头点）、脑点、脑干、太阳（偏头点）、额（前头点）。压脊四穴：颈椎、胸椎、腰椎、骶骨（耳、手、足上都有）。

我在《周氏养生保健手书集萃》一书中写道：从老年报上得知，嗜烟酒，喝浓茶，易得骨质疏松症。酒损伤胃肠黏膜，影响吸收，对肝、肾不利；吸烟有害肝、肾；浓茶也有导致负钙平衡作用。老年要防骨质疏松症，应戒烟酒，同时少饮浓茶，是保健的要道。

防治老年原发性骨质疏松方如下。

耳、手、足部取：心、肝、脾、肺、肾、神门（足上为昆仑）、皮质下（头顶点）、枕（后头点）、脑点、脑干、太阳（偏头点）、额（前头点）。压脊四穴：颈椎、胸椎、腰椎、骶骨（耳、手、足上都有）。如果有子女帮助给捏脊，可每天捏脊一至两次，每次五至九遍。

原发性骨质疏松症是中老年人的常见病，以前的人能活到高龄的少，没等骨质开始疏松呢人就没了，所以这个病不是很受重视。但现在不同了，七八十岁的老人在小区里常见，而且大家都追求生活质量，都想能走能活动，所以骨质疏松的问题也越来越受到老年朋友的重视。六十岁以上的老人骨质疏松的高达50%，这个病的普遍性就可想而知了。

人老了后骨质会流失，致使骨的脆性增加，易发生骨折。严重时会发生疼痛，骨头也会压缩，所以我们经常说老人越活越矮，就是这个原因。脊椎是身体的支柱，负重量大，容易压缩变形，使脊椎前倾，背曲

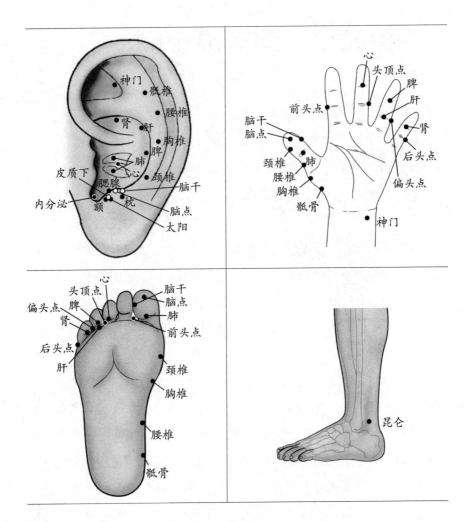

加剧，形成驼背，随着年龄增长，骨质疏松加重，驼背曲度加大，致使膝关节挛拘显著。因此，人过五十岁以后，就应该进行保健按摩并注意合理的饮食搭配，同时多运动，多晒太阳。

黄豆骨头汤是不错的食疗选择，做起来也简单，用这两样东西炖汤就行，调料加点醋和花椒，也可以根据自己口味随便调。这个汤能强壮筋骨，补充钙质，还有很多其他的矿物质和维生素，对老年人的身体不错。

第九章

保护女人健康的特效穴——女福

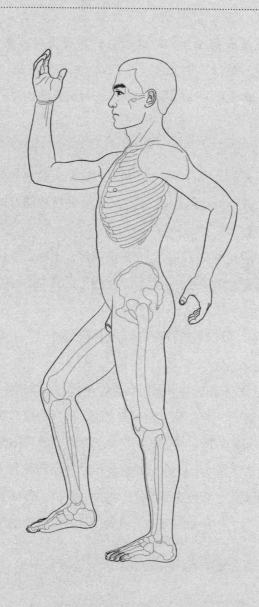

1. 绝经后更要做健康女人——老年性阴道炎

> 除使用女福穴外，治疗老年性阴道炎还可加配耳穴：盆腔、肾、神门、肾上腺、内分泌、皮质下、枕。足穴：盆腔、肾、前头点、头顶点、偏头点、后头点。体穴：大敦、然谷、蠡沟。

这个病是老年女性的常见病，绝经后的妇女经常会得。绝经后阴道激素水平会下降，阴道会萎缩，再加上人体的抗病能力也变差了，所以细菌等容易繁殖。

很多女性朋友跟我反映说这个病很痛苦，不但白带会有臭味，外阴还会有难以忍受的瘙痒感，一旦忍不住挠了，又会灼痛得不行，真是让人坐卧不安。

这里我就要向有类似问题的广大女性隆重推出一个女人健康的特效穴了，它就是女福！

女福穴是我在梁庄为一位妇女治疗产后宫缩痛时，从实践中得来的。这个妇人连产三胎，第一胎、第二胎，产后都患宫缩痛，第二胎之痛是我用扎耳针治好的。第三胎病情更为严重，我再用耳针已不灵了，只好求助于X形平衡法，此症与肾有关，肾经通到脚上，四、五脚趾之后应是相应代表区，我便在外踝之前约一寸许处，传统穴足临泣附近，找到高升点，强力指压双脚双高升点各八分钟，奇迹出现了，产后宫缩痛在五分钟内止住，小便也通畅了。此举对我的人体X形平衡法的发展意义十分重大，标志着X形平衡法完全可以治好人的内脏病，我特将此穴命名为女福穴，即此穴可以给广大妇女同志带来福音。

事实证明如果说合谷是人体上部之镇痛要穴，那么此穴就是人体下部重要镇痛要穴，尤其是治疗妇女诸痛，如月经痛、子宫内膜异位痛、产后宫缩痛等，又是治腰椎病与下肢瘫痪的辅助穴位，十分安全，效果迅速而稳定，可以普遍大量推广。此穴除是妇科止痛要穴外，还可治子宫内膜脱出、老年性阴道炎等病，还可用来治疗男性前列腺病。女福穴在外踝前下方约一寸处，肌肉微凸，找到两骨缝间，痛感敏感处即是。

除使用女福穴外，治疗老年性阴道炎还可加配耳穴：盆腔、肾、神门、肾上腺、内分泌、皮质下、枕。足穴：盆腔、肾、前头点、头顶点、偏头点、后头点。体穴：大敦、然谷、蠡沟。从中医角度来看，得这个病主要是肝肾两个脏器出了问题，所以我们在选体穴时选了肝经上的大敦和蠡沟，还有肾经上的然谷。

治疗期间大家在饮食上也要小心一些。不要吃辛辣、油腻、糖分大的食物，即使治好了这些东西也要少吃，不然病情容易反复。有糖尿病

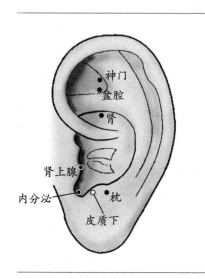

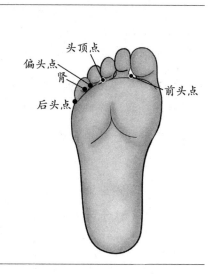

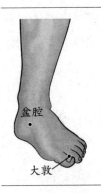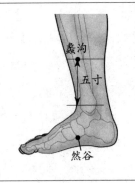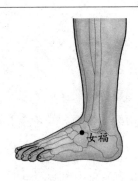

大敦：大脚趾外侧，趾甲根侧后方0.1寸。

然谷：内踝前下方能看到一块凸起的骨头——舟骨，前下方凹陷处就是。

蠡沟：内踝尖上五寸，骨头内侧凹陷处。

女福：外踝前约一寸，肌肉微凸处，压痛明显。

的女性朋友更要注意，平时就多保持外阴清洁，还有乐观开朗的心情，这些都是预防这个病的重要条件。

2. 捏脊压脐按五七穴，治疗更年期综合征

取穴应以皮质下、枕、脑点、脑干等为重点；双合谷配双太冲，能起到高度镇静的作用；双太渊配双商丘，既能安眠，也有调节胃肠功能的作用。

配捏脊和指压脐眼。

适合于五七穴来全面调节，取耳上：心、肝、脾、肺、肾、神门、皮质下、枕、脑点、脑干、太阳、额。严重者可以加上手和足上的五七穴。

一说起更年期，绝大多数人脑中浮现出来的，肯定是脾气暴躁、疑神疑鬼的中年妇女。

这样说起来，好像更年期只针对女性，其实越来越多的专家和学者已经开始认同：男性也有更年期，多发于50～60岁，程度的轻重也很不相同。只不过，90%的女性都会经历更年期，而且30～55岁之间都有可能，所以才会有人误解，以为更年期是女性特有的疾病。

其实，更年期病不是什么大病，是人体衰老的一个阶段，导致生理变化特别明显，进而影响身体健康和生活质量。患了更年期综合征的女性，常见的表现有：皮肤松弛暗沉，注意力不集中，缺乏信心，记忆力减退，容易陷入悲伤、焦虑、猜疑、偏执、烦恼的状态中。

亳州的一位刘女士就深受更年期的困扰，出现失眠、胃肠功能差、颈椎痛、手臂麻木的症状，特意给我写了一封信求医。

衰老是从大脑开始的，因此在治疗更年期综合征时，取穴应以皮质下、枕、脑点、脑干等为重点；双合谷配双太冲，能起到高度镇静的作用；双太渊配双商丘，既能安眠，也有调节胃肠功能的作用。所以治疗更年期综合征，耳穴、手穴配上体穴同时治疗，效果非常不错。

除了穴位外，还可以配捏脊和指压脐眼，可以按三到五个月，时间与次数不限，但要注意保护皮肤，千万别太用力把皮肤压伤了。

我要强调一点的是，更年期是女性朋友人生必经的一个阶段，要接受它，不要对更年期的症状有太多抵触，只要对症治疗就可以，心理负担不能太重。同时家人也要理解她们，给她们鼓励和支持。

有一位男性读者做得就挺好，他主动替妻子打电话求医，说自己爱人这一阵子脾气特别大，问有没有方法治。我告诉了他治疗方法，还让他帮爱人压穴、捏脊。

更年期综合征非常适合于五七穴来全面调节，取耳上：心、肝、脾、肺、肾、神门、皮质下、枕、脑点、脑干、太阳、额。严重者可以

压压手脚耳，治好老毛病

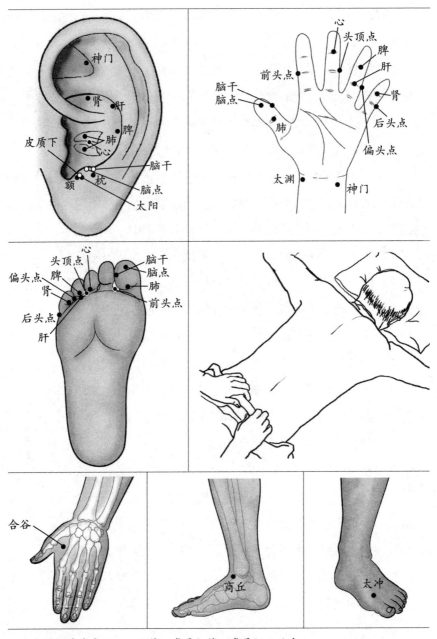

合谷：手背虎口处，于第一掌骨与第二掌骨间凹陷中。
太冲：足背第一、第二脚趾间向上推，感觉一凹陷处就是。
太渊：掌心向上，掌侧腕横纹外侧摸到动脉，动脉外侧就是。
商丘：足内踝前下方凹陷处。

加上手和足上的五七穴。捏脊可以调节阴阳、补血和提升阳气，这个阶段尤其需要。所以除了前面说的个别症状个别添加治疗穴位外，更年期最主要的治疗穴就是五七穴和捏脊、压肚脐眼的方法。

更年期的自我保健按摩非常重要，直接关系到身心健康与长寿，保持良好的情绪也非常重要，要劳逸结合，养成良好的生活习惯，不吸烟，不熬夜，进行合理的饮食和性生活。

3. 三对穴位提正气，固定子宫不脱垂

> 曲池配曲泉，然谷配列缺，照海配水泉。

子宫是孕育生命的地方，但是如果生育得多了，腹部压力大了，加上年龄的增加，身体里的正气不能把所有的器官牢牢地固定住，子宫就可能从宫颈脱出来，甚至脱出到阴道外面。

治疗子宫脱垂我一般会选三对穴位。

曲池配曲泉。曲泉穴属肝经，可治男子阴肿，阴茎痛；女子血瘕，小腹肿，阴挺出，阴痒。其中阴挺出，即子宫脱垂。曲池穴属大肠经，可治月经不调，有治筋作用。取双曲池与双曲泉指压，每穴每天指压一次，一次八分钟，二十天为一疗程。这两个穴位的同一性在于镇痛和治疗妇科病和泌尿系统的疾病。两个穴配合效果最好。

第二对是然谷配列缺。然谷穴属肾经，可治小便淋漓血浊、男子精泄、妇人无子、阴挺出、月事不调、阴痒。列缺穴属肺经，可治溺血精出、阴茎痛、小便热等泌尿疾病。取双列缺配双然谷，治子宫脱垂，其按法如前所述。

第三对是照海配水泉。水泉穴与照海穴，均属肾经，双水泉配双照海，亦可治子宫脱垂。

三组穴位可以单用，亦可结合用，如配耳穴火柴棒压取子宫、皮质下、肾、肝、心、脾、枕穴，则疗效更大，再顽固病亦可治愈。

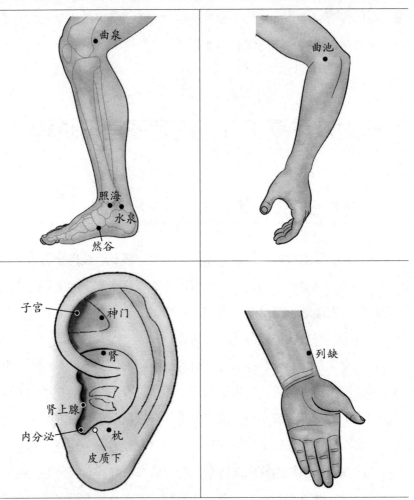

曲池：屈肘呈90度，肘横纹外侧端和肱骨外上髁中点处。

曲泉：屈膝，膝关节内侧横纹头凹陷处就是。

然谷：内踝前下方能看到一块凸起的骨头——舟骨，前下方凹陷处就是。

列缺：两手虎口相交，一手食指压另一手突起的骨头上，食指尖凹陷处就是。

照海：内踝尖直下凹陷处。

水泉：足内踝后与跟腱之间凹陷处，往下一横指就是。

4. 坚信缠缠绵绵的妇科病也能治愈——慢性盆腔炎

> 取耳穴的子宫、盆腔、卵巢、神门、肾上腺、内分泌、枕，以盆腔为重点。手上取肾、后头点、会阴点。下肢取三阴交、女福。

很多病都分急性和慢性，一般急性的来得快，来得凶猛，但相对来说也容易治疗。急性病就是个鲁莽的大汉，虽然有一身蛮力，但是也不难制服。慢性病就比较麻烦了，总是若有若无，时有时无，总能让你感到它的存在，但又不会在短时间造成过大的伤害，所以治起来也是断断续续，不能坚持，有的病人甚至放弃治疗，任其发展了。

盆腔炎就是这样一种病，慢性盆腔炎多是从急性的发展而来。生孩子、流产等容易造成这种病，但也有一些中老年女性，在绝经期后，身体里的激素改变了，抗病的能力变差了，也容易得这个病。

很多老年妇女对这个病不是很重视，因为反正也不需要生育了，即使腹部和腰部疼一点，身体些微的不舒服也能忍受，如果脓性分泌物不多，症状不严重大家也就懒得治了。

这也不怪患者，因为这个病缠缠绵绵确实不好治，既然不要命，也就都放手了。其实用按摩的方法治疗慢性盆腔炎效果还是不错的。可以取耳穴的子宫、盆腔、卵巢、神门、肾上腺、内分泌、枕，以盆腔为重点。手上取肾、后头点、会阴点。下肢取三阴交，女子属阴，有了妇科病就可以多想想这个穴。还有一个很重要的穴位，大家想到了吗？女福。这也是妇科病的要穴。耳穴每个按压三分钟，重点穴按压五分钟，耳穴全按完后重点穴再按一次。手穴每个按压五分钟，三阴交和女福各

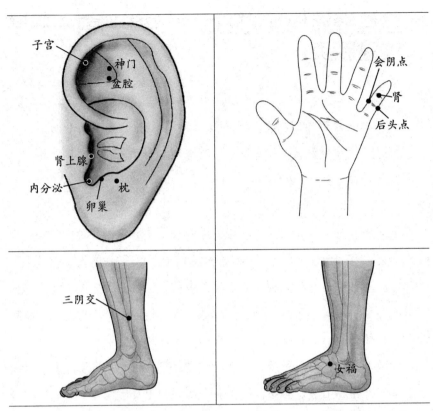

压压手脚耳，治好老毛病

三阴交：四指并拢，小指靠在内踝尖上，食指上缘平行线与胫骨后缘交点就是。

女福：外踝前约一寸，肌肉微凸处，压痛明显。

按十分钟。

在我一生的行医生涯中治疗过无数妇人之病，虽然我是一位男性，但是对女性的病痛寄予了很深的关注与同情。尤其是在那段艰苦的岁月，她们不但要承担家庭的劳务，还要负责生养子女，却要因为生理原因承受很多身体的病痛。所以我建议女性要关爱自己，既然现在生活条件好了，就要做到有病及时治疗，得急性盆腔炎时就积极治疗，不要拖到年老。有慢性盆腔炎的患者要多注意锻炼和个人卫生，坚持给自己按摩，过一个无病无痛的晚年时光。

5. 压穴"消毒"，治疗外阴瘙痒

> 压穴可以取耳穴：外生殖器、肺、大肠、肝、心、膈、神门、肾上腺、内分泌、皮质下、枕。体穴：外生殖器（手脚穴上都有）、曲泉、曲池、血海、期门、章门。止痒穴有：阳谷、风市（或用补法敲胆经也行，每天一次，五遍）。
>
> 捏任脉。

合肥有位老者向朋友介绍X形平衡法，朋友有难言之隐，不好直接问，就说："周老根据《黄帝内经》上病下治、左病右治的理论，说明任何一个疼痛点（低沉点），都会在其对应的部位隐藏着一个真正的隐痛点（高升点），只需用一个小小的火柴棒去不断地按压这个高升点，病变点下沉就会好，我用这个原理治好了我身体很多毛病，但现在有一个难题，下身痒怎么调治啊？"她所说的下身痒就是外阴瘙痒这种病。外阴瘙痒是属中医带下病，是由各种不同病变所引起的一种症状，但也可发生于外阴完全正常者，一般多见于中老年妇女，瘙痒严重时，坐卧不安，严重影响生活和工作，给患者带来较多不便和痛苦，因此，除要积极治疗外，在平时生活中也要养成良好的卫生习惯。治疗时主要以消毒（清利湿热、杀菌止痒）治疗为主，压穴可作为辅助治疗。

压穴可以取耳穴：外生殖器、肺、大肠、肝、心、膈、神门、肾上腺、内分泌、皮质下、枕。体穴：外生殖器（手脚穴上都有）、曲泉、曲池、血海、期门、章门。止痒穴有：阳谷、风市（或用补法敲胆经也行，每天一次，五遍）。

任脉就是妇女"孕"脉，捏任脉对老年妇女特别重要，能预防一切妇科疾病，捏任脉和捏督脉一样也是从下向上为补法（即从曲骨穴捏到天突穴），从上向下为泻法，一天一次五至九遍，捏后要静坐，双手数指同压六穴（或五穴）数十分钟。六穴为：膻中、鸠尾、上脘、神阙、气海、关元；五穴为：膻中、鸠尾、气海、关元、中极。总之视身体和病情需要组配而不固定。注意高血压要从上往下捏，为泻法。

金银花和马齿苋自古被誉为清热解毒的良药；可以煎水外洗用，艾熏外阴也是不错的方法，可治外阴湿疹、阴道炎等。

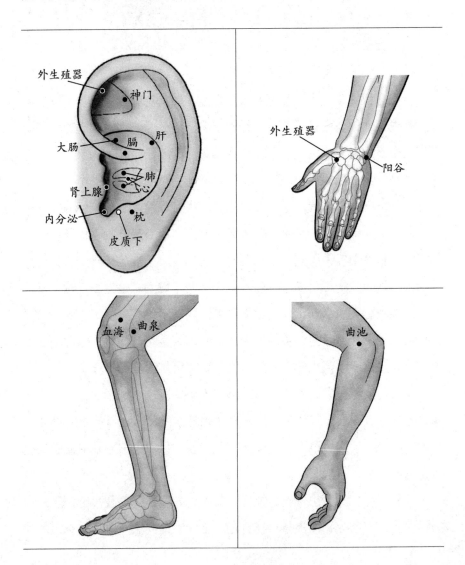

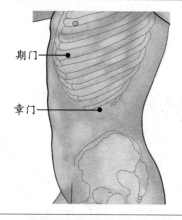

期门

章门

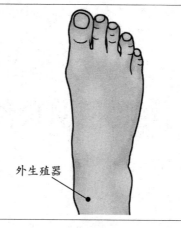

外生殖器

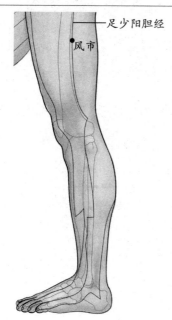

足少阳胆经

风市

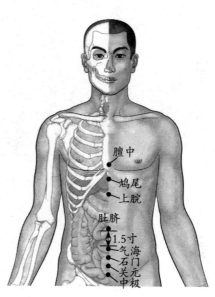

膻中

鸠尾

上脘

肚脐

1.5寸

气海

石门

关元

中极

　　曲泉：屈膝，膝关节内侧横纹头凹陷处就是。

　　曲池：屈肘呈90度，肘横纹外侧端和肱骨外上髁中点处。

　　血海：屈膝，手掌五指向上握住膝盖，拇指与其他四指呈45度角，拇指指尖处就是。

　　期门：乳头垂直向下推两个肋间隙即是。

　　章门：屈肘合腋，肘尖所指处。

　　阳谷：手背腕外侧近腕横纹处摸到两骨结合凹陷处。

　　风市：直立垂手，手掌并拢伸直，中指尖处即是。

第十章

耳聪目明自然神清气爽

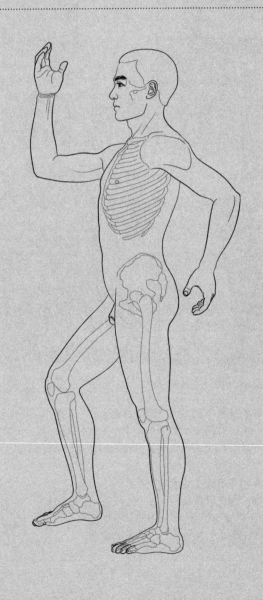

1. 打败眼睛最大的敌人——老年性白内障

> 治眼时取双侧耳穴：新眼、眼、肾、肝、神门、肾上腺、内分泌、皮质下、枕。双侧手穴：眼、肾、肝、前头点、头顶点、偏头点、后头点，以眼、肾、肝、皮质下（头顶点）、内分泌为重点。

我在《人体药库学》中写道，老人的青春活力与心药是人体药库中最重要的关键性的内药，并列举了两位老人自病自治的事实。无数事实证明：越是相信，越能坚持，就越有效果。年老之人若有一颗火热的心，也同样能保持青春活力，其病也就易治。

合肥就有一位老人，坚持持久压，单压手大拇指上的三个眼点（用三个指掐，两手轮换），就治好了自己的老年眼花，这方法简单，很好操作，又不限时间和外界环境，其他的眼疾也不妨试试。

2004年8月8日，我在太湖县的老同学，七十六岁的吴先生，让其女儿登门拜访我，称其现因白内障手术失误，双目几乎失明，两耳耳聋严重。我开了治眼和耳的方子，让她回去帮助其父调理，并且嘱咐其先治眼，后治耳聋，一个病一个病地治。

治眼时取双侧耳穴：新眼、眼、肾、肝、神门、肾上腺、内分泌、皮质下、枕。双侧手穴：眼、肾、肝、前头点、头顶点、偏头点、后头点，以眼、肾、肝、皮质下（头顶点）、内分泌为重点。

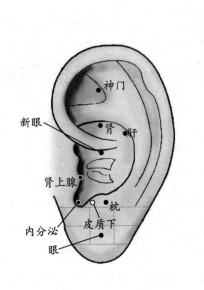

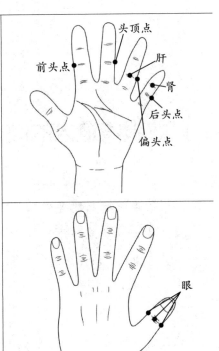

　　老年性白内障是老年人致盲眼病中最主要的因素，几乎占了老年人致盲原因的一半。随着年龄增长，晶状体逐渐混浊是一种正常现象，如果到老了还能保持耳聪目明那可是太被其他人羡慕了。

　　即使没有严重的白内障，到了四十五岁以后，也要着重保护眼睛，尤其是有视力下降的症状以后，更要注意。对于白内障目前药物都没有确切的治疗效果，多数都采用手术治疗。因此，前期的按摩保健显得非常重要，另外一定要配上食疗，每天生吃枸杞子就是比较好的方法，我已经八十多岁了，每天生吃枸杞子数十粒，从没断过，现在耳不聋眼不花，视力非常好。

　　这个病跟肝脾肾关系都很密切，为了滋补这三个脏器，也可以把枸杞子、花生米、黑大豆跟其他谷物一起煮粥，每天早上吃一碗，效果也不错。

2. 自查自治老年性青光眼

> 耳穴取肾、肝、新眼、目1、目2、眼。手上取眼点、头顶点、肝、偏头点、肾、后头点。

青光眼的致盲率仅次于白内障。急性闭角型的五十岁以后的女性容易得，慢性单纯性的男性患者略多一点。

老年人要注意掌握一些居家测眼压的方法。闭上眼睛，稍往下看，然后轻轻按压自己的眼皮，感觉眼睛的柔软度，再摸摸自己的鼻尖，如果手感差不多，说明眼压基本正常，如果偏硬就要注意了。

青光眼的眼压会升高，当眼睛内的压力不断升高，或间断性地升高时，很可能造成眼球各部分组织和视力功能的损害，导致视力下降或视野缩小，如果不及时治疗，视野可能全部丧失甚至失明。

对于慢性的青光眼，我们可以选耳穴和双手的穴位治疗。耳穴取肾、肝、新眼、目1、目2、眼。手上取眼点、头顶点、肝、偏头点、肾、后头点。

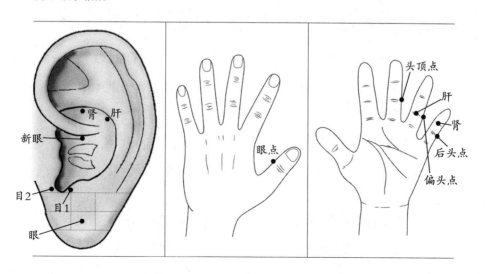

有青光眼的人可以喝些车前子熬的粥。车前子也叫车轮菜，以前田间地头很多见，现在的野地里、小区的绿地里也经常能看见它。我小的时候经常取它的果实来玩，一小柱一小柱的，看着很有意思。车前子要洗净，最好不要采路边的，车辆往来，灰尘很大，不干净。先把十五克左右的车前子用纱布包缝起来，然后倒进去两碗水，煮二十分钟后把车前子扔掉，再用这个水去煮粥就可以了。每天吃一回，可以清热祛湿降眼压。小便不利的人也可以喝这个。

除此之外，老年性青光眼也要注意日常护理，具体有以下几点。

1.保持心情舒畅，保证充足睡眠，避免情绪激动、脑力疲劳等；

2.控制饮水量，避免短时间内大量饮水，一次饮水量以不超过三百毫升为宜；

3.饮食宜清淡，少吃辛辣刺激食物，戒烟酒，进餐间隔时间不宜过长，至于浓茶、咖啡等当然也是不能喝的；

4.注意保护眼睛，不要在暗室中工作时间过长，不要在暗光线下读书；

5.睡觉时枕高一点儿的枕头。

3. 改善微循环，不让黄斑变性伤害眼睛

耳、手、足穴取：眼、肾、肝、神门（脚为昆仑）、肾上腺、内分泌（手、足上没有）、皮质下（头顶点）、枕（后头点），以眼、肾、肝、皮质下（头顶点）、内分泌为重点。也可以压气血双补穴，也就是同时压涌泉和神阙穴。

由于人体的衰老，能帮助我们看物体的重要构造——黄斑也在逐渐退化。黄斑在眼睛上只是很小的一块，但是作用却非常大。人到了

四十五岁以后，黄斑就会衰老得比较厉害，这也是我国老年人致盲的重要原因之一。

单纯说黄斑变性，很多老年朋友不容易理解，我就着重说一下症状。黄斑变性时一般双眼的视力会逐渐下降，也可能两只眼睛先后发病。看东西会变形。眼前可能会有黑影。到医院检查的话很容易查出来。

在安庆做生意的一位姓张的读者的母亲就患有此病，而其母家住农村，平时也没注意到此病的严重性，从而使病情加重。我帮他开了一方，让其母在医院治疗的同时加以辅助治疗。

耳、手、足穴取：眼、肾、肝、神门、肾上腺、内分泌（手、足

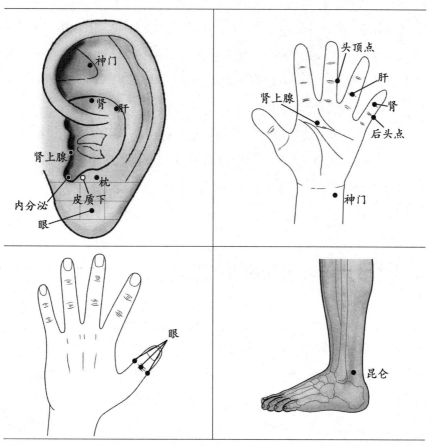

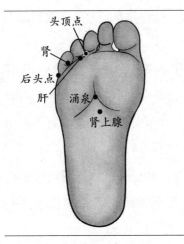
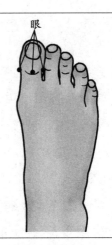

涌泉：脚掌前三分之一处，人字沟上。
昆仑：外踝尖与跟腱之间的凹陷处。

上没有）、皮质下（头顶点）、枕（后头点），以眼、肾、肝、皮质下（头顶点）、内分泌为重点。也可以压气血双补穴，也就是同时压涌泉和神阙穴（肚脐）。压穴位有抗衰老及改善微循环的作用，对萎缩性老年性黄斑变性有较好辅助治疗作用。

　　同时老年人还要注意补充营养，患这种病的人可以多补充维生素C、维生素E。方便的话可以用决明子煮水喝。决明子不但对眼睛好，还能润肠通便，降血压降血脂，是不错的食疗材料。

4. 老年人自己的眼保健操

　　　　取耳部的肾、肝、脾、肺、心、眼，以肾、肝、眼为重点。手上取心、脾、肝、偏头点、肾、后头点和眼。耳穴每个按三分钟，重点的按五分钟，耳穴全按完后重点穴再按一遍。手上每个按五分钟。

前段时间对学生做的眼保健操社会上有诸多议论，主要觉得它没用，应该废除。学生的近视率确实很高，但这也不能就证明眼保健操没有用，电视、电脑、游戏机……太多东西需要用眼，眼保健操主要还是在于保健，它的作用是相对的，不能说怎么用眼都不近视，要是那样的话，按摩保健早就推广到全世界了。

我也有一套眼保健操，跟学生用的完全不同。学生的主要在于防近视，缓解视疲劳，我的则可以养肝明目，适合中老年人用，对预防各种眼病以及保持良好的视力都有好处。我自己就是受益者，虽然我得过不少病，但现在八十多了，眼睛也没什么问题，见过我的人都知道，还是比较有"眼神"的。

取耳部的肾、肝、脾、肺、心、眼，以肾、肝、眼为重点。手上取心、脾、肝、偏头点、肾、后头点和眼。耳穴每个按三分钟，重点的按五分钟，耳穴全按完后重点穴再按一遍。手上每个按五分钟。

眼与肝肾的关系尤其密切。老年人肝肾逐渐衰弱，所以才会产生许多疾病。要想眼神好，尤其是整个身体都好，就要养肝护肾，滋养肝肾。我介绍的保肝和保肾的按摩操平时都可以做做。

我到各地巡讲的时候，总有很多老年病友听完课又问很多健康问题。大

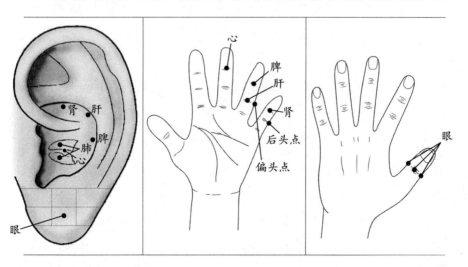

家都是对自己已经得的疾病分外关心，想知道具体的治疗方法，但对于预防却很少有人提及。而我总喜欢告诉他们一些预防的知识，尤其是有问题不好治疗的病症，还是应该以预防为主，比如眼睛、耳朵等问题都是如此。

这个操不但老年朋友可以用，年轻人也同样适用，坚持的时间越长效果越好。如果视疲劳比较严重，可以压一压眼眶周围，眼眶一圈分布着很多穴位，有时候会碰到明显的压痛点，这时就要针对压痛点多按一会儿，每过一个小时就可以压一次，每次按压三五分钟。有的视疲劳严重的人压痛点的时候都能压哭，跟我反映说：太疼了。这就是问题的所在，能找到痛点是好事，也就找到了治疗的方法。

5. 老年性耳聋耳鸣按压四个耳聋点

> 取耳穴：内耳（耳聋点）、外耳、肾、皮质下（头顶点）、枕（后头点），以内耳、外耳、肾为重点。还可配合双手双脚上的四个耳聋点。它们分别在手背四五指和脚背四五趾之间，赤白肉际后约一寸多的地方。具体取的时候可以找压痛点，顺时针方向与逆时针方向各揉三百次。

这里传一份网友的博文：我用周老的方法，帮同事治疗神经性耳聋。

"周尔晋老先生的五本书，我已经看了一遍。其间有位老同事看我最近老看关于中医养生的书籍，聊天中说其有神经性耳聋，我笑说以后我帮你治疗下吧，不敢保证成功，反正对身体没有害处。老同事听了很是开心，同意了。

"内心酝酿已久，今天没事，带了菜籽和胶布到单位。下午我电话叫老同事到我办公室，说帮他治疗耳疾，他很快就过来了。我在其双耳神门、皮质下、外耳、内耳、枕、肾、肾上腺贴上菜籽，又给他双手上的耳聋点用笔做了标记。说脚也是这个位置，耳穴每个穴位按而不揉三分钟，手穴、脚穴共计四个点，每个点按压八分钟（送给他一只带橡皮的铅笔，用橡皮那一端按压）。准备按压一个月为一个疗程，并把周老的书借一本给他先看着……"

我一直很赞同这种亲戚、朋友、同事间互相帮助的做法。佛家说"自度度人，自觉觉他"，自己治好了自己的问题还不算，要在自疗的基础上帮助别人，这样才是大爱，才能让更多需要的人都好起来。

老年性耳聋是几乎每个老年人都会有的问题，六十五岁以上的老年人有70%多听力不好，八九十岁的老人中比例更高，能达到90%以上。人老了管听力的神经和器官也会老化，这时要注意肾的调养，耳朵的问题很大程度上都跟肾脏关系密切。饮食上要清淡一点，可以吃些黑芝麻、黑木耳、枸杞子之类的食补食物。

治疗时主要取耳穴：内耳（耳聋点）、外耳、肾、皮质下（头顶点）、枕（后头点），以内耳、外耳、肾为重点。还可配合双手双脚上的四个耳聋点。它们分别在手背四五指和脚背四五趾之间，赤白肉际后约一寸的地方。具体取的时候可以找压痛点，顺时针方向与逆时针方向各揉三百次。

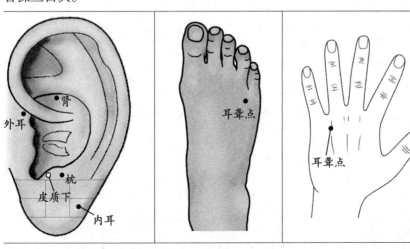

老年常见肿瘤的保健治疗

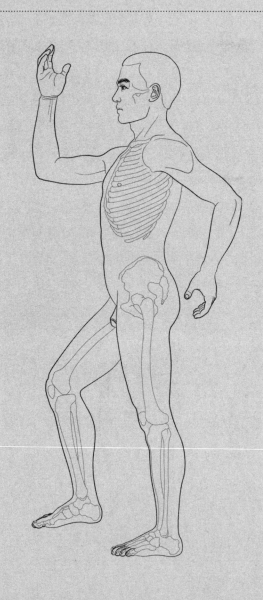

1. 肺线是治疗肺癌的黄金线

> 　　按压肺线，配上耳（耳加肺）、手、足上的脑穴：脑点、皮质下（头顶点）、枕（后头点）等，大X形：四肢压痛取穴。

　　癌症其实并不可怕，我在《人体生态平衡论》书中写道，药的力量是有限的，心药的潜力是无限的，无畏才是大药。我见到好多癌症患者，心态平和，通过治疗，配合按摩（调动内药）加食疗，一直活得很好。

　　在池州读者日活动时，一位外经办工作的女读者，系肺癌患者，用保守法治疗，她握住我的手说："谢谢您！周老先生，您写了一本好书，对我治病帮助实在太大了。"她当时运用了我书上写的压肺线的方法以对抗肺癌。

　　手掌上有一道肺线，我称之为治肺部疾病的黄金线，包含四个点，即肺、咳喘点、气管、哮喘点。也可再配上耳（耳加肺）、手、足上的脑穴：脑点、皮质下（头顶点）、枕（后头点）等，大X形：四肢压痛取穴。这套按摩法可以长期使用，不拘时间地点，只要有空闲大家就可以按。

　　如果肺失宣降，不能调节身体里的津液，就会水肿，这时可以喝点薏米汤，能利水消肿。如果有热痰，可以喝银杏水，把三十个银杏核敲

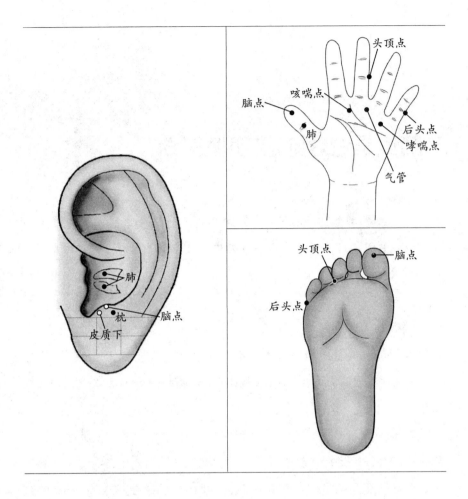

头顶点

咳喘点

脑点

肺

后头点

哮喘点

气管

头顶点

脑点

后头点

肺

脑点

枕

皮质下

碎，把里面的瓤取出来，放到水里煮，煮熟之后放点蜂蜜就可以喝了。银杏生吃容易中毒，而且每次的量不能太多，银杏除了对肺好，还能对抗很多细菌，不光是肺癌患者，有其他肺病的人也可以吃。

2. 胃癌后遗症并非不治之症

双侧耳穴：胃、脾、交感、神门、肾上腺、内分泌、皮质下、枕，另在两脚上三、四趾之间压痛取点。

手穴：胃肠点、前头点、头顶点、偏头点、后头点。体穴：四肢下肢外侧压痛觅取高升点。捏脊从下向上每天一次，每次九遍。

　　胃癌是消化道肿瘤里致死率最高的。如果吃盐过多，或有幽门螺旋杆菌感染，就容易让胃总处于活动期，久而久之就会形成萎缩性胃炎等，接着就会出现一系列问题，最终形成肿瘤。主要发病原因为慢性胃病史、幽门螺旋杆菌感染、精神创伤、饮食不规律等。老年性的胃癌一般早期和中期都没什么明显症状，等摸到有包块了，淋巴结肿大了，腹部压痛明显了就已经到晚期了。因此，平时对胃部的保健非常重要。

　　女儿同事的母亲系颈椎病，顽固旧疾，因发作而不能行动，我只好登门为其按摩。而其父亲为胃癌切除，食量少，吞咽不利，有时要站着吃饭，晚上睡觉时背部疼痛不能落床，也影响睡眠，据医生说，这种后遗症是治不好的。我给他压双侧耳穴：胃、脾、交感、神门、肾上腺、内分泌、皮质下、枕，另在两脚上三、四趾之间压痛取点，不料治疗一个疗程后，效果甚好，不久，他便偕同妻子到桂林去旅游。胃癌手术后遗症能轻易治好，证明它不像医生所说的是"不治之症"。

　　胃癌防治除耳穴外还可加手穴：胃肠点、前头点、头顶点、偏头点、后头点。体穴：四肢下肢外侧压痛觅取高升点。捏脊从下向上每天一次，每次九遍。

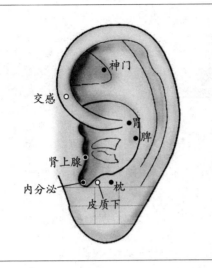 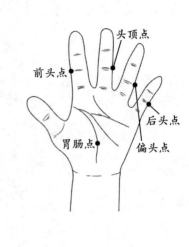

这里我要提醒老年人一句，体检还是很有必要的，就胃癌来讲，它在早期不容易被我们发现，所以有诱因的人，比如胃本来就有毛病，吃东西很咸等，就应该至少每年去体检一次。老年人做个全方位检查还是很有必要的，我们不要讳疾忌医，有病就治，直面困难，才是我们应该有的心态。

食疗方面可以选用五行蔬菜汤或萝卜汁，因为萝卜有顺气和消炎的作用。

3. 治疗肝癌要把握轻重

肝癌患者可以按压耳穴的肝、肝阳1、肝阳2、脾、交感、神门，配合手脚上的肝、胃肠点、头顶点、偏头点、后头点。

配合捏脊。

我在为一截瘫老妇扎针时，无意中发现此妇原本是肝癌晚期，医院诊断其活不过六个月。然而此妇竟奇迹般地活了三年而无恙，原因是她曾找一李姓知青，用草药敷治过，因敷草药胸部肿得厉害，只敷一周，便停止了，但此妇竟奇迹般地活得很好，足见是敷草药之功。

用草药敷好肿瘤，无需开刀，这是中医药伟大而天才的发明创造，如若在全国推广，对维护人民健康、减少人民痛苦、减轻负担，意义何等重大。可惜在当时不但不受重视，还遭到扼杀，我不禁为此惋惜。

我有一个朋友，夫妻不和，一到吃饭时就吵架，长期如此。发病时大便奇臭、腹痛，查出是肝癌晚期。肝癌包括原发性肝癌和转移性肝癌两种，人们日常说的肝癌指的多是原发性肝癌。原发性肝癌是临床上最常见的恶性肿瘤之一，根据最新统计，全世界每年新发肝癌患者约六十万，居恶性肿瘤的第五位。

在我国来讲，东三省的肝癌发病率比较高。我国是乙肝大国，我国的肝癌多在乙肝肝硬化的基础上发展而来。目前我国发病人数约占全球的半数以上，我国肝癌患者占全球肝癌病人的55%，已经成为严重威胁我国人民健康和生命的一大杀手。

肝癌患者可以按压耳穴的肝、肝阳1、肝阳2、脾、交感、神门，配合手脚上的肝、胃肠点、头顶点、偏头点、后头点。

根据我的经验，捏脊对肝部疾病的治疗也很有效，而且捏脊还能增强癌症患者的抗病能力。现在提倡提高自身免疫力，靠自己的免疫力战胜癌症，捏脊疗法跟这种主张不谋而合。捏的时候从下向上捏，每天一次，每次捏五到九遍就可以。但要坚持，不能三天打鱼，两天晒网，坚持才会有好的效果。但捏的时候也要注意，力道不能太过猛烈，一是肝癌患者后背多会感到疼痛，痛就会拒按，二是身体上的按摩对肝癌患者来说有时候怕伤害到脏器。

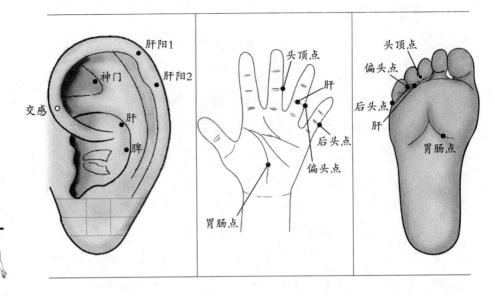

　　如果家里有一人得了肝癌，其他人也要注意。肝癌除了与遗传因素有关外，还有很多是日常饮食习惯造成的。一家人吃的东西大多一样，所以患者家属要注意。我主要提两点。一是喝酒的问题。如果人心情抑郁，就喜欢借酒消愁。我一个朋友的亲戚，他为了帮助一个朋友，向其他朋友借了很多钱，结果这个朋友十几年了钱都还不上，他日日被人催债，过年也不敢回家，心情极度抑郁。能帮他解忧的就只有饮酒了。于是几乎每天都喝上一些，结果总感觉胃疼，但也没太在意。十来年后，病情终于到了不得不治的地步，结果一检查居然是肝癌晚期。这是典型的情绪问题加饮酒导致的肝癌，大家要引以为戒。

　　二是一些老年朋友都跟我一样，是从苦日子里熬出来的。现在的条件虽然好了，但我生活依然简朴，到我家做过客的朋友都知道，我家里仿佛还是几十年前的样子，没太多现代气息。生活要节俭，这是大多数老人的习惯，也是好习惯，但在饮食上一定要注意发霉的东西不能吃。如果家里有很多花生、玉米，或者其他干果，一定要注意做好防霉工作，一旦发霉了就不要再吃了。黄曲霉菌耐热性很好，不是加加温就能把它们消灭的，而它又是导致肝癌的一大元凶，所以大家要多多警惕。

4. 腹部按摩对大肠癌有好处

> 耳穴：大肠、上颌、下颌、交感、神门、肾上腺、内分泌、皮质下、枕。手、足可参照耳穴，手穴加胃肠点。体穴：双足三里、双手三里。
>
> 配合揉腹。

一位朋友来电话说，她的父亲才五十多岁，得了大肠癌，做了手术，现又转移了，求按摩方法。我开方为压穴，可取耳穴：大肠、上颌、下颌、交感、神门、肾上腺、内分泌、皮质下、枕。手、足可参照耳穴，手穴加双胃肠点。体穴：双足三里、双手三里。

开方并不重要，重要的是为了给她和她父亲打气，我向她介绍了深圳馨妈为父治胰腺肿瘤的故事。馨妈说：我爸爸去年做胰腺肿瘤手术后，我回去照顾他，然后还特意写信给周老，让他帮我配穴。我用周老配的"五七"穴加胰胆、胰腺给老爸做恢复治疗，效果真的好好，当时我回去时医生说手术后最多只有六到八个月的寿命。我爸是去年六月份做的手术，我是六月底回家的，在家里陪爸爸做了四个月的治疗，但现在我父亲已如常人一样，恢复得非常好。无论是气色还是饮食休息都很好。白了胖了，精神各方面都好。我们全家都非常感激周老，真的。我去年回去时带了一套周老的书，爸爸很喜欢，天天看，我就送他了。后

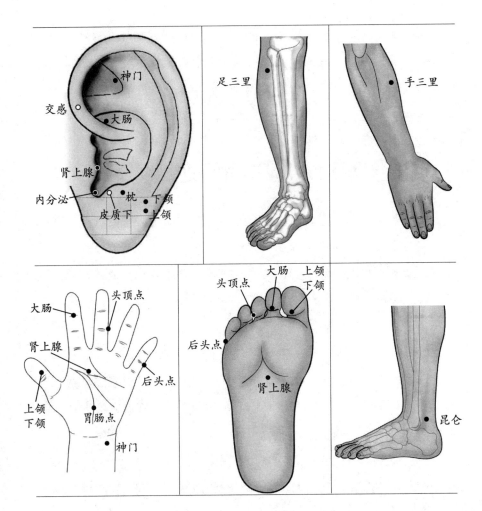

足三里：外膝眼下三寸、向外一寸处。可沿胫骨向上摸，至有突出的斜面骨头阻挡为止，旁边一寸就是此穴。

手三里：在前臂背面桡侧，当阳溪与曲池连线上，肘横纹下两寸。

昆仑：外踝尖与跟腱之间的凹陷处。

　　来我自己又在上次的培训现场重新买了一套他老人家的书。爸爸现在每天还在自己坚持按手穴脚穴，他也很感谢周老。这个事情一直压在我心里，我很想表示一下我的感激之情。

　　癌症患者需要互相鼓励和支持，多听听看看别人的治疗经历对自己也有帮助，我就经常会说一些治疗的案例，不是为了炫耀，是让大家能从中或得到鼓励，或吸取到教训，这比单纯地告诉大家一个疗法更管用，更能震撼人心。

大肠癌跟肝癌一样，也是消化系统的疾病，是世界的肿瘤高发病，在我国的肿瘤排行榜上能排到4～6位。这个病发病率随年龄而增长，从四十岁开始上升，60～75岁最高。所以是老年人需要预防的疾病。

食肉动物，一般大肠比较短，毒素很快能排出，而人的肠子太长了，毒素在体内停留时间也比较长，可想少吃肉和每天及时排便是多么重要啊，同时每天揉腹也很重要。胸腔内（上焦）我们无法直接按摩到，而腹腔可以按摩啊，何不做呢？按摩腹部可以把大肠和小肠都按摩到，不但能治病，还是不错的保健方法。把一只手放到肚脐上，另一只手放到脐下三寸的丹田上，或双手重叠，一手大拇指压在脐点上顺时针与逆时针各按揉八十一次，每天按揉一遍就可以。

5. 为癌症患者止疼痛

> 耳穴可以取交感、神门、皮质下，再加上耳穴对应的相应的癌肿部位。
>
> 体表的癌肿可以按大X形找高升点指压。

北京有位老人，打电话向我说对我《人体药库学》中写到的三十一颗心非常赞赏，他说能够增加人的正能量，人活着就要心底坦荡，不为虚名所累，不为病魔而折，就得有一颗感恩、宽容、有爱的心。他说有一个朋友患骨癌，现住院在治疗，疼痛难忍，问怎样能够减轻癌症引发的疼痛。中医经络穴位中实际上也没有什么特别有效的镇痛穴位，一般上身疼痛加合谷穴，下身疼痛加女福穴，内脏病疼痛加耳上的交感。我试着为他开了一方，但愿能减轻患者的痛苦。

耳穴取肾、肺、肝、交感、神门、肾上腺、内分泌、皮质下、枕、脑点。体穴取双合谷、双女福穴。

癌症引起疼痛一般是癌症肿瘤压迫、侵犯有关组织神经所产生的，也有些是抗癌治疗导致的。癌症疼痛多为持续性疼痛，并随病灶增大而不断加剧。疼痛大致分为两种：一种为局部性，可定位；另一种则为弥漫型，疼痛部位不清。一般慢性疼痛，是癌症患者常见的症状。所以不同的癌症导致的疼痛很可能是不一样的。

下面我大致说几个部位的疼痛治疗穴位，希望能帮到大家。肩背疼可取耳穴的肩、背、神门、肾上腺、内分泌、皮质下、枕，胸痛和胁肋痛可取耳穴的胸、交感、神门、肾上腺、内分泌、皮质下、枕。无论哪里疼别忘了配上体穴的合谷或女福。胃癌在腿、臂前上部，肝癌在腿、

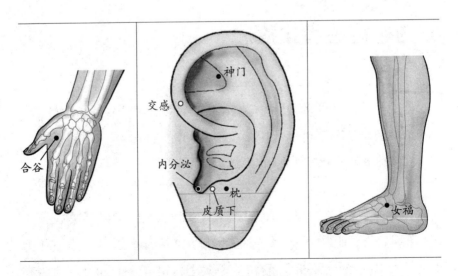

合谷：手背虎口处，于第一掌骨与第二掌骨间陷中。
女福：外踝前约一寸，肌肉微凸处，压痛明显。

臂外侧中上部，肺在腿、臂内侧上部，肾与膀胱在腿、臂后侧下部找高升点指压。体表的癌肿可以按大X形找高升点指压。无论哪种癌症引起的疼痛，耳穴都可以取神门、交感、皮质下，再加上耳穴对应的相应的癌肿部位就行了，比如胃癌配上耳部的胃点。

6.减少癌症患者恶心呕吐的方法

> 　　耳穴：胃、交感、神门、皮质下、枕。手穴：胃肠点、中魁。脚穴可以参考手穴的相应位置取穴。体穴：内关。

　　亲戚中有位癌症患者，由于化疗副作用而呕吐，我为她开了压穴治疗方是耳穴：胃、交感、神门、皮质下、枕。手穴：胃肠点、中魁（可手心手背两个穴位一起压）。脚穴可以参考手穴的相应位置取穴。体穴：内关。可她确实压穴有困难，难以坚持下去，我只好改用六字诀吐纳法，取其中心、脾、肺三脏，让她默念：呵、呼、呬三脏音，以帮助她减轻痛苦。

　　六字诀养生吐纳法最大特点是强化人体内部的组织机能，通过呼吸导引，充分诱发和调动脏腑的潜在能力来抵抗疾病的侵袭，防止随着人的年龄的增长而出现的过早衰老，此法对于失眠和脏腑的调理都有效果。运用六字诀帮助癌症患者调理身体也是不得已的办法。

　　六字诀吐纳法中的六字为嘘、呵、呼、呬、吹、嘻，分别代表肝、心、脾、肺、肾、三焦六个脏腑。嘘字平肝气，可治目疾、肝肿大、胸胁胀闷、食欲缺乏、两目干涩、头目眩晕等症。呵字补心气，治心悸、心绞痛、失眠、健忘、盗汗、口舌糜烂、舌强语言塞等心经

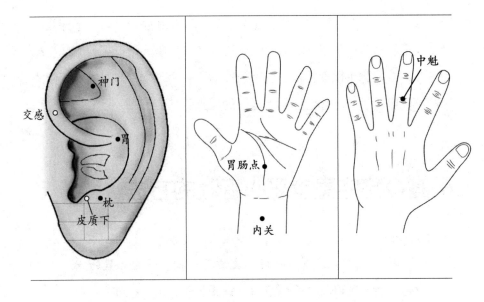

内关：掌横纹上两寸，两根肌腱中间。

疾病。呼字培脾气，可治腹胀、腹泻、四肢疲乏、食欲缺乏、肌肉萎缩、皮肤水肿等脾经疾病。呬字补肺气，可治肺经疾病。吹字补肾气，可治腰膝酸软、盗汗遗精、阳痿、早泄、子宫虚寒等肾经疾病。嘻字理三焦，可治由于三焦不畅而引起的眩晕、耳鸣、喉痛、胸腹胀闷、小便不利等疾病。

　　癌症引起的恶心、呕吐，一般是化疗副作用或癌症侵犯消化道、神经系统引起的，也可能是焦虑等心理的作用。癌症晚期常伴着恶心呕吐往往比癌症本身的疼痛更令人苦恼。解决这种苦恼，除以上方压穴按摩外，也应加上食疗和心理上的开导。

7. 胃口好，身体恢复得就好

> 百会、涌泉、神阙三穴一定要同时压到，一天一次，每次十分钟至三十分钟。
>
> 耳穴的小肠、胃、胰胆、脾，手穴的二间、脾、小肠和脚上的相应部位。

肺癌患者李某，在做化疗，电话里说，人现在不想吃东西，没胃口；而且压不了穴位，一压人就发软发晕。我除了在心理方面开导她外，也没有其他再好的办法，一叫她心情好一点，胃口就好了；二叫她改压天地人三穴。

这里说的是周氏的天地人三穴，与传统的气功有所区别，就是压百会、涌泉、神阙三穴，也就是神、精、气。一定要同时压到，一天一次，每次十分钟至三十分钟，视患者具体情况而定，我号称这叫救命三穴，事实证明它确实救了不少的人。天地人三穴同压就是强健神、精、气最好方法。三者均有先后天之分，先天的称之为元神、元精、元气，先天要靠后天去不断补充，才能濡养脏腑维持生命之需。

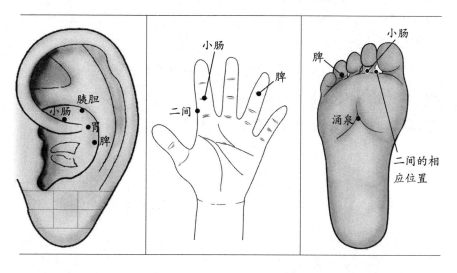

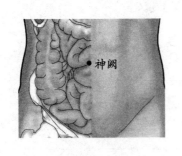
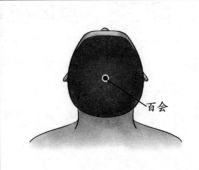

百会：头顶，两耳尖连线中点。
涌泉：脚掌前三分之一处，人字沟上。
神阙：肚脐。

　　对于能按压穴位的人就好办多了，可以选耳穴的小肠、胃、胰胆、脾。手穴的二间、脾、小肠和脚上的相应部位。

　　我也接触过许多癌症患者，他们一般胃口不好，吃一点就饱，平时喜欢吃的东西或者医生限制食用，或者由于得病也没了兴趣，所以能选择的范围也不大。这时我就建议他们的家人跟病人一起吃饭，不要总让病人单独吃，或者病人吃着家里人在旁边看着。一起吃能营造很好的氛围，人的胃口也会好不少。

　　进食是生理需求，没胃口就是没有了这种食欲的要求，一旦这种需求低落、甚至消失，癌症患者就会雪上加霜，没有了营养的源泉，自愈力就没有了，所以还要多想点办法，帮助他们恢复体力。

8. 促进手术康复按摩法

按双耳的神门、肾上腺、内分泌、皮质下、枕，以皮质下为重点，主穴按五分钟，其他穴按三分钟，全按完后皮质下再按一遍。手上取头顶点和后头点。还可以按照X形平衡法取相应高升点来指压。

一次巡讲会上，一位做了肿瘤切除手术的老人对我说："我的肿瘤切除几个月了，复查的结果也还不错，但就是我的伤口长得比别人都慢，而且现在总感觉它时而还会隐隐发疼。"老人看上去比较瘦，说话时气息也有些弱，我简单询问了他的饮食情况，发现他的问题是属于比较大众化的。

手术后伤口愈合得好不好，身体恢复得好不好，一个是跟自己的体质有关系。就像被刀割伤个小口，有的人一两天就好了，而且不留疤，有的人就得好几天，还会红肿，这就是我们平时说的皮肤合不合，皮肤合的恢复得就好。再有就是营养问题。伤口愈合需要皮肉重新长好，长皮肉就需要血液的营养，如果营养不够，伤口好得就慢，身体恢复得当然也就不好。得慢性病的病人，尤其是像肿瘤这种疾病，都会非常消耗病人的营养，病人的胃口又普遍比较差，补充不及时，所以人越来越瘦，做完手术也不容易恢复。

除了补充营养，让气血充沛，还可以通过按摩调动身体的恢复能力。我告诉这位老人："大病后的人身体普遍比较虚，要补充些蛋白质，还有含维生素多的食物。再有就是康复按摩。可以按双耳的神门、肾上腺、内分泌、皮质下、枕、脑点，以皮质下为重点，主穴按五分钟，其他穴按三分钟，全按完后皮质下再按一遍。手上取头顶点和后头

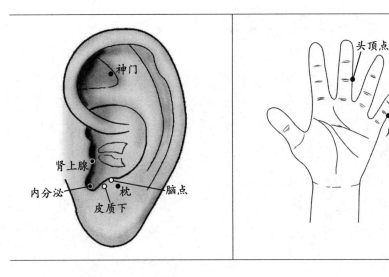

点。还可以按照X形平衡法取相应高升点来指压。"

老人记得很认真，虽然他还没有开始按摩，但效果应该会不错，因为一个人对自己的病上不上心就决定了他会不会坚持治疗，也就决定了后面的疗效。这种按摩方法适合任何一种手术后的康复治疗，但要根据具体的情况来看，得在病人能承受的范围内按摩。

我还认识一位女肺病患者，她退休以后开始吃素，然后逐渐吃得越来越清淡，菜里很少油和盐，再后来有刺激性味道的蔬菜，像韭菜、蒜薹也不吃了。她女儿劝她多吃点有营养的东西，但是她觉得自己吃得很健康，认为少油少盐是现在宣传的健康饮食方法。在这种"健康饮食"下，她开始只是得了感冒，但迁延了很久，加上医院治疗不利，发展成了肺炎。之后换了几家医院，最终变成了肺炎加肺结核。几年间一直在断断续续住院，身体一直很虚弱。最后到北京做了个手术，把肺部的一个病灶切除了。

饮食清淡对老年人没错，但不能太过了。像她这种身体素质本来就不是很好的，还得了很多病，就一定要注意营养，补充蛋白质和维生素还有锌等微量元素。早上哪怕能喝一碗大枣、花生粗粮粥，吃个鸡蛋都

压压手脚耳，治好老毛病

能增加很多营养，可惜的是任谁劝她也不听。最后只能靠按摩一条途径来帮助身体恢复，还好她是能坚持的人，不但会按摩帮助恢复的穴位，还针对自己的肺病配穴按摩，手术之后肺部的疾病就慢慢都好了起来，也算是终于把多年的肺病去了根。

第十一章　老年常见肿瘤的保健治疗

把握好自己的命运

压压手脚耳，治好老毛病

　　终生之箴言：知识就是力量，懂医乃识健康，医盲即为癌症，健康就是幸福，心底无私天地最宽，奉献就是成功，无畏至尚妙药，信心成功之桥，乐观长寿之源，保健防老之盾。这是我在厦门开第三次X形交流会上总结时说的，是我的终生箴言，在这里也介绍给广大的老年朋友们。我们已经进入了老龄化社会，老年人的问题成了社会最关切的问题之一，作为老年人自己更要把握好自己的命运。我送给老年朋友的养生之纲是：静以养心，动以养肾，宽以养肺，淡以养脾，乐以养肝。通过调节我们的内心来保护我们的身体。老年人不要汲汲于功利，最好能重新定位成功的标准，相信健康就是幸福，奉献就是成功，动手就是胜利。

　　我们应该认识到：性命之学乃人生第一学问，医盲比癌症更可怕，单纯依赖医生与迷信医生，常常是某些人致命的错误。人类知识千百种，但归纳起来只有两种，一是保护自己，二是发展自己，在任何情况之下，保护自己的学问都是第一位的，可惜人类自古以来，甚至科学昌明的今日都忽视了保护自己的知识，这是人类最大的缺憾，也是社会灾病的根源，是悲剧的根源。人类也可分成两类：自发人类，自觉人类。医盲便是自生自灭的自发人类，能掌握自己命运的医通才是自觉人类。老年人一定要做掌握自己命运的医通，才能守护自己的健康。

我爱读点武侠书，在萧逸的小说中我读到一句：性命之学乃人生第一学问。我觉得奇怪，因为我读书至今，尚未听说过，倒记得范仲淹有句名言：不为良相，必为良医。良相与良医并列，足见医道，也即是性命之学的重要性。

儒医分家，千古之憾。中医是伟大而神奇的科学，是保护自己的最好的知识，儒家学问则是发展自己的知识。作为知识分子，既懂医又知儒，知识则是完全的，正如两条腿走路，二者缺一不可。现在的知识分子懂中医的很少了，教育与中医严重脱节，除中医专科学校之外，从小学、中学到大学，都不讲中医，使培养出的亿万知识分子，对中医都不甚了解。中医其实是弱势群体，发展是没有保障的。尽管媒体也在宣传发展中医，然而这种力度是远远不够的，现状如不改变，又怎谈保护与发展中医呢？中医的现状是四不，即中医不学中医，中医不懂中医，中医不像中医，中医不是中医。教育与实践脱节，形成中医不学中医，不懂内药为主，心药为主，食疗为主，即中医不懂中医，提倡中医学西医，便形成中医不像与不是中医，这种现象是十分严重的。

"包办代替"是全球的瘟疫，也是医界最突出的问题。就像诸葛亮，凡事都喜欢大包大揽，他包办刘备，包办阿斗，临死还不离包办，即所谓"锦囊妙计"。按照"内因是根据，外因是条件，外因通过内因而起作用"的哲学思想，家庭与个人保健是内因，医院与医生是外因，那么治疗疾病的首选应是家庭保健与个人保健，医院与医生则是第二道防线。正如有正规军也有民兵，新闻战线有记者与通讯员一样，医疗战线应是既有专业医生，也有家庭保健员，开展防治疾病的人民战争，医疗如果只讲"包办"，不讲发动人民防治疾病，是很难解决问题的。

以内药论为特征的中医学是世界上最伟大而神奇的医学科学，是世界上任何医学也无法与之相比拟的。它用五行生克论，提出了保持人体体内生态平衡的基础理论，又用经络学说介绍了人体体内的内药。

我们要用"矛盾论"与"实践论"来研究中医，很好地理解"内因是根据，外因是条件，外因通过内因而起作用"的精神，并以此去发展与弘扬中医。防胜于治，是一种积极的、主动而有效的防治疾病的理念，要大力提倡以内药为主、心药为主、食疗为主，只有这样我们才能保护好自己，继承与发扬伟大而神奇的中医医学。

压压手脚耳，治好老毛病

具体耳穴可治疗的疾病

耳尖：放血可退热、消炎、降血压。有较强的镇静、止痛、清脑、明目作用，治疗失眠、头昏、健忘、发热、眼疾、肝昏迷、过敏性疾病等。

扁桃体（1~4）：治疗扁桃体炎、咽喉炎等。

轮（1~6）：有消炎、退热、消肿、降压作用，通过放血可治疗高血压、扁桃体炎。

结节：治疗头晕、头痛、高血压。

肝阳（1~2）：用于治疗慢性肝炎，对迁延性、传染性肝炎以及转氨酶长期不降有效。

枕小神经：有镇静、止痛作用，适用于脑血管痉挛、脑外伤后遗症、头痛、头晕，以及出血引起的半身麻木和神经官能症引起的头部麻木及脑动脉硬化。

尿道：治疗尿道炎、尿漏、尿道狭窄、尿痛、尿潴留、前列腺炎。

外生殖器：治疗龟头炎、阴囊湿疹、阳痿、腰腿痛。

痔核点：治疗痔疮、肛裂、肛门周围脓肿、肛瘘。

直肠下段：治疗内外痔、脱肛、大便失禁、里急后重等。

肛门：治疗痔疮、脱肛、肛门瘙痒、肛裂。

膈：用于治疗膈肌痉挛、打嗝、血液病、皮肤病，对内脏出血、咳血有疗效。

耳中：治疗黄疸、水肿、皮肤病、耳鸣、耳聋、眩晕、头痛、呃逆。

指：治疗指关节扭伤、指腹炎、冻疮、手指疼痛和麻木。

腕：治疗腕关节扭伤、腕部疼痛。

肘：治疗肘部疼痛、上臂酸痛。

肩：治疗肩关节扭伤、肩关节周围炎、肩部疼痛。

肩关节：同肩。

锁骨：用于锁骨骨折的止痛，治疗肩关节周围炎、颈动脉狭窄。

阑尾（1~3）：主治急慢性阑尾炎。

荨麻疹：主治风疹块、荨麻疹、痒疹、皮肤瘙痒、鼻炎和各种过敏性疾患。

甲状腺（有两穴）：主治甲状腺功能亢进或减退。

趾：治疗趾关节扭伤、冻伤和炎症。

跟：强筋壮骨，活血止痛，治疗足跟及踝关节疾患，对踝关节扭伤、踝关节炎、脚跟痛有疗效。

踝关节：同跟。

膝关节：主治骨质增生、膝关节炎等。

膝：调治各种原因引起的膝关节疾患及下肢活动障碍，如膝关节扭伤、膝关节骨性关节炎、风湿性关节炎和各种膝部筋腱疾患。

髋关节：活血通络，止痛、利关节，治疗髋关节疾患、坐骨神经痛。

交感：用于治疗自主神经紊乱引起的一些疾病，对内脏器官有较强的镇痛和解痉作用，是止痛要穴，用于内脏各种炎症的消炎及止痛。对心脏病、眼科病、妇科病有疗效。亦用于胃肠道痉挛、输尿管结石、胆结石。(消化道溃疡患者一定要取皮质下、交感两穴来治。治疗血栓性血管闭塞、脉管炎、静脉炎、大动脉炎时交感作为主穴)

坐骨：治疗坐骨神经痛、坐骨神经炎、下肢瘫痪、小儿麻痹症。

臀：舒经活络，祛风止痛，治疗臀及骶部的疾患、坐骨神经痛。

热穴：有镇痛与扩张血管作用，对急性腰扭伤、无脉症、脉管炎等有作用。

骶椎、腰椎：治疗腰骶椎骨质增生和退化性腰骶椎扭伤。

胸椎：用于治疗胸背部疼痛、胸闷、肋间神经痛、乳腺炎。

颈椎：治疗颈椎骨质增生、落枕、颈部疼痛、甲状腺功能亢进或减退症、颈动脉狭窄。

腹：用于治疗腹腔疾患、消化道和妇产科疾病。

胸：用于治疗胸腔疾患及肋间神经痛、胸痛、胸闷等。

颈：治疗落枕、颈椎综合征。

乳腺：治疗乳腺炎、缺乳（少乳）、乳腺导管增生。

腹外：做诊断肾结石、胆囊结石之用。

腰痛点：主治急慢性腰部扭伤。

神门：有镇静安神止痛的作用，是消炎止痛要穴，亦有解毒、降气镇咳作用（痰多者不宜用）。还可以治疗癫痫、高血压病。

子宫：治疗各种妇科病、性功能障碍、子宫内膜异位症、子宫内膜增生。

盆腔：调经止痛、活血化淤，主治痛经、闭经、盆腔炎、附件炎、前列腺炎。

降压点：治高血压。

股关：主治下肢关节炎和股部疼痛。

喘点：主治支气管哮喘、肺气肿。

肝炎点：主治急慢性肝炎。（肝炎、肝炎后综合征、胃肠功能紊乱等病，勿用神门穴）

便秘点：主治便秘。

大肠：主传导糟粕，用于肠道与消化不良疾患，与肺相表里，亦可治疗呼吸系统疾病。

阑尾：治急慢性阑尾炎。

小肠：主化物，分别清浊，吸收营养，用于消化系统疾病，与心相表里，亦可治疗心脏病。

十二指肠：治疗十二指肠溃疡、幽门痉挛、胃酸缺乏症、胆石症。

胃：主受纳与消化食物，与脾相表里，用于治疗各类胃病与精神系统诸病。对恶心、呕吐、呃逆、牙痛等症有效。

贲门：治疗贲门疾患，如胃脘部疼痛、胸闷不适、恶心呕吐、食欲不佳。

食道：用于治疗食道炎、胸闷、梅核气、呼吸不畅。

口：治疗口腔、咽喉疾病，如口腔溃疡、舌炎、牙周炎、牙龈出血。

脾：脾主运化，升清，主统血，主肌肉，化五谷，生肌。有运化和吸收水谷精微等营养物质，以营养全身，统摄血液、健脾补气的功能。主治消化系统疾病、运动系统疾病，如血液病、子宫出血、肌萎缩、肌无力、脱肛、内脏下垂、腹泻、水肿、口唇炎及溃疡病。

肝：有疏肝利胆，驱除风邪，调和营血，明目健胃功能。主治肝炎、肝囊肿、肝硬化、肝肿大。肝主筋，对眩晕、抽搐、偏瘫、肌无力、扭伤有治疗作用。肝藏血，可治血液病、眼科病，对消化系统与妇科病亦有作用。

胰胆：主藏胆汁，与肝互为表里，用于治疗胆道疾病。对耳聋、耳鸣、偏头痛、多梦、颈项强直、糖尿病、急慢性胰腺炎亦有效。

肾：有壮阳气、益精液、强腰脊、补脑髓、通利水道、明目聪耳的功能，主治泌尿生殖系统疾病。肾开窍于耳，并主骨，主瞳子，可用于耳科病、眼科病、骨折止痛。肾藏精，精生髓，脑为髓之海，故可治神经系统疾病。亦可治脱发、斑秃及便秘。

输尿管：主治输尿管结石、肾结石、泌尿系统感染。

膀胱：贮尿液，与肾互为表里，对泌尿系统炎症及尿道诸病有治疗作用。亦可治偏头疼及神经系统疾病，如腰椎痛、坐骨神经痛、神经衰弱、失眠症等。

前列腺：治疗前列腺炎、尿道炎、前列腺肥大、尿路感染、性功能障碍。

胰腺点：治胰腺炎、消化不良、糖尿病、偏头痛。

腹水：治疗肝硬化、肾病综合征引起的腹水和腹胀气等。腹水点周围为腹区，有病时其区间呈现片状白色隆起，多提示由肾、肝疾病引起脾胃不和，脾虚不运所致的腹胀症候。

醉点：主治醉酒、嗜睡、腹胀。

肝炎区：主治急慢性肝炎。

心：有宁心安神、调和营血、清泻心火的功能，用于心血管疾病与神经系统疾病。一穴多治，除主血脉神志外，亦主汗、主舌。汗为心之液，治疗多汗症；舌为心之苗，治疗咽火舌炎、口腔炎。

肺：肺主气，司呼吸，有推动气血运行和通利小便，补虚清热的功能，主治呼吸系统病，各种水肿等。肺主皮毛，对各类皮肤病、盗汗、自汗有效，亦治声音嘶哑、口腔炎症等。

三焦：综合了体腔内五脏六腑的作用，可用于治疗循环系统、生殖系统、消化系统疾病，亦可治耳聋耳鸣，通行元气。

新眼：治疗屈光不正、眼底疾患等。

咽喉：治疗咽喉部疾患，急慢性咽炎、声音嘶哑、失语、扁桃体炎、气管炎、支气管炎、哮喘、梅核气。

气管：治疗气管炎、咽喉炎、感冒、咳嗽、哮喘。

内鼻：各种鼻部疾患，鼻炎、副鼻窦炎、鼻衄、感冒等。

支气管：有止咳、平喘、祛痰的作用，治疗急慢性气管炎、支气管扩张哮喘。

支气管扩张点：主治支气管扩张。

结核点：主治肺结核。

牙痛点：主治牙痛、龈肿、咽喉炎、扁桃体炎，可用于拔牙麻醉。

脑干：是延脑，脑干代表区。有镇痉熄风、益脑健神、抗休克、抗过敏、镇痛、止血、退烧的作用。治疗角弓反张、抽搐、大脑发育不全、精神分裂症、脑震荡后遗症及脑膜炎后遗症。

脑点：是脑垂体代表区。治疗因脑垂体功能障碍引起的疼痛，可用于侏儒症、肢端肥大、尿崩、月经过多、子宫出血等，有止咳、镇静，催眠作用，亦对遗尿症，脉管炎有效。

皮质下：是大脑皮层代表区，有调节大脑皮层的兴奋和抑制作用。用于精神疾患，可治内脏下垂，具有镇静止痛，消炎退肿，止汗，抗休克功能，是治疗各种类型瘫痪的要穴和强壮身体的穴位。亦用于治疗消化系统疾病和心血管病。

枕：枕与肾连，有强壮身体的作用，是安神、降压、止晕要穴。有消炎、镇痛、止痛，止咳，止喘功能。常用于治疗神经系统的疾病和脑膜炎刺激征，如抽搐，角弓反张，牙关紧闭，颈强直，落枕及休克。可预防晕车晕船。亦可用于后头痛、老花眼、皮肤病、肝炎综合征。（胃肠功能紊乱勿用按压枕）

太阳：治疗偏头痛，嗜睡症以及由嗜睡而引起的遗尿症。

额：镇静止痛，治前头痛、失眠多梦、鼻炎、额窦炎、头麻木、高血压等，是健脑要穴。

顶：主治头顶痛。

卵巢：治性功能障碍、月经不调、卵巢炎、输卵管炎及不孕症。

睾丸（内）：治性功能障碍、睾丸炎、副睾丸炎、睾丸静脉曲张、睾丸鞘膜积液等。

兴奋点（内）：主治嗜睡、心悸、夜尿症、肥胖症、内分泌紊乱。

腮腺：治疗腮腺炎及皮肤病。

平喘：有调节呼吸及中枢神经功能、抗过敏、止痒的作用，可治疗咳喘、呼吸困难诸症。

目1：治疗急性青光眼、眼神经萎缩等。

目2：治疗各种眼病。

内分泌：治疗内分泌失调引起的各种疾患，如甲状腺功能亢进、糖尿病、肥胖症、月经不调、痛经、更年期综合征、前列腺炎、遗精、早泄、不孕症、荨麻疹、过敏性鼻炎、湿疹、风湿病、消化不良引起的萎缩性胃炎等。

升压点：升血压，主治低血压、虚脱等。

肾上腺：是肾上腺及肾上腺皮质下的代表区。能调节肾上腺和肾上腺皮质激素的功能。有消炎、消肿、抗过敏、抗风湿、抗休克作用，还有舒张和收缩血管的作用，对高血压、低血压、无脉症、出血症有作用，亦可止咳、平喘和治疗皮肤病。

屏尖：放血可退热，有消炎、镇静、止痛作用。

外耳：治疗耳聋耳鸣、听力减退、耳冻伤与感染。

心脏点：诊断与治疗各种心脏病。

外鼻：治鼻疖、酒糟鼻、急慢性鼻炎、眼部炎症。对应的屏内侧有治音哑、失音、舌强不语、面神经麻痹、重症肌无力、动眼神经麻痹、眼睑下垂的作用。

渴点：主治糖尿病、尿崩症。

饥点：主治糖尿病、多食症。

高血压点：主治高血压。

上腹、下腹穴：主治腹胀便秘、消化不良、胃肠炎。

眼：治疗各种眼科病。

内耳：治疗耳鸣耳聋、听力减退、中耳炎、内耳眩晕症、失眠。

上腭、下腭：治疗口腔炎、牙周炎、牙龈出血、三叉神经痛。

上颌、下颌：治疗牙部疾患，如牙痛、牙关紧闭，有清热解毒、消肿止痛的作用，亦是止泻要穴。

舌：治疗舌部溃疡、舌炎、口腔炎、神经性失语。

神经衰弱点：主治神经衰弱，多梦，睡眠轻浅、时间短，早醒，醒后不易入睡，还可治疗各种原因引起的牙痛、牙周炎、牙龈出血、三叉神经痛。

拔牙麻醉点：用于拔牙时的麻醉和止龋齿痛。

面颊区：治疗三叉神经痛、腮腺炎、面神经痉挛与麻痹、面部痤疮与疖肿。

耳背心：治心悸、失眠、多梦。

耳背肺：可治咳喘、皮肤病，并有较好的止瘙痒作用。

耳背脾：对胃痛、消化不良、食欲不振有疗效。

耳背肝：治胆囊炎、胆石症、胁痛。

耳背肾：治头痛头晕、神经衰弱。

耳背沟（降压沟）：放血可降血压，可治皮肤瘙痒症。

上耳根：可治鼻衄。

下耳根：治低血压、下肢瘫痪、小儿麻痹后遗症。

耳迷根：治胆囊炎、胆石症、胆道蛔虫症、腹痛、腹泻、鼻塞、心动过速。

脊髓：用于治疗肌萎缩侧索硬化症及各种瘫痪。

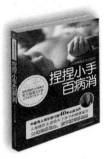

作者：周尔晋
　　　周淳
　　　职俊红
定价：32.00元

《捏捏小手百病消》

★火柴棒医生周尔晋小儿推拿术，每天只要5分钟，解决孩子健康大问题

★小病、大病、疑难病，众多家长反馈方法简单有效，慈爱父母值得一试

融汇周尔晋独特的"X形平衡法"和"火柴棒按压"技巧，通过简单的按摩，帮助孩子去除感冒、咳嗽、不爱吃饭等小问题。斩断过敏、鼻炎、慢性气管炎等顽固问题根源，不让孩子长期受折磨。更让患有血液病、脑部疾病等疑难杂症的孩子早日康复，让父母的双手成为孩子健康的终极保障。

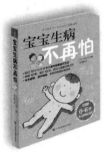

作者：[日] 川上义
定价：39.80元

《宝宝生病不再怕》

★超过1000例0～6岁儿童常见病治疗方法

★畅销12年，重印15次，婴幼儿健康经典之作

★全本图解，易学易用，爸妈也能成为保健医生

★日本红十字会医疗中心新生儿科权威出品

日本红十字会医疗中心，新生儿科主任川上义先生专为新手父母打造的宝宝健康知识读本。让父母熟悉0～6岁孩子易患的常见病症状、就医、用药、护理等知识。宝宝生病能应对自如，及时作出正确的判断。《宝宝生病不再怕》一定会成为父母养育孩子的好帮手。

惊慌失误、手忙脚乱往往是因为对疾病的不了解。尤其婴幼儿，他们不能很好地表达自己的痛苦，这就需要家长有敏锐的观察力和相应的医疗知识，只有父母对疾病有了正确的了解，才能在关键时刻保护宝宝。

年轻父母快速上手，海量讲解图配上小故事，仿佛就是你的生活写照。轻轻松松、快快乐乐把实用的知识学到手。为了宝宝，爸爸妈妈们赶紧充实自己，学点必要的儿科学知识吧！

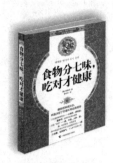

作者：[韩]崔炳甲
定价：29.80元

《食物分七味，吃对才健康》

★第一本中医味道食疗养生攻略

★第一本弥补西医营养学不足的中医营养学著作

三大选择食物要点——分寒热、辨味道、看季节，找到你的真命食物。

五种"补药"——肉、牛奶、人参、酒、水，吃对是药，吃错是毒。

两个最适合现代中国人的健康饮食法——减少食量、滋养阴气，人人都可无病长寿。

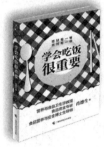

作者：肖德生
定价：32.00元

《学会吃饭很重要》

★权威作者——营养与食品卫生学教授，食品安全专家，食品营养与安全博士生导师

★耗时两年，搜罗国内外主流观点、亲身实践

★靠吃饭补足所有营养，再也不用保健品的饮食法

★给出每天建议饮食计划，不用费力思考，营养元素都达标

万事没有吃事大。三餐吃对时间，吃对种类，吃对量，吃对搭配就能满足身体需要的所有营养。本书以实践为主，介绍每一天都不能缺少的食物，三天和七天饮食法，多种食物搭配技巧。还告诉大家健康炊具的挑选和调料的使用，并通过碗盘和餐厅色彩的搭配来达到控制食欲或促进食欲的目的。

《学会吃饭很重要》让大家把所有营养都吃得刚刚好。

张其成教授国学养生系列

●《〈黄帝内经〉养生大道》（修订版）

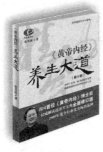

作者：张其成
定价：29.80元

★领悟千古第一医书的养生智慧
★造就健康快乐安泰的美好人生
护肝应多吃青色的食物。
春天应该多吃辛甘发散之品，有助于阳气的升发。
补气宜黄芪，补血需当归。
诸如此类流传千年、行之有效的食疗秘诀尽在《黄帝内经》之中。
我国首位《黄帝内经》博士后讲读《黄帝内经》养生智慧升级版，新增饮食养生，展示中华食疗魅力。

●《〈易经〉养生大道》

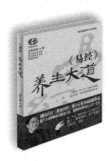

作者：张其成
定价：29.80元

★天人合一生命大智慧
★千古奇书终极养生法
每一个人都是与众不同的，所以养生自然也就要因人而异。人出生的地点时辰，决定了一个人先天的身体禀赋。而人的一生又可以分为八个阶段，每个阶段都有不同的养生要务。
昭示天道循环之奥义的千古奇书《易经》蕴含福寿康泰之法，集微妙医理为天人合一之方。
《〈易经〉养生大道》，揭示正确而实用的养生之法。每一个人，都可以找到属于自己的养生法。

•《道家养生大道》

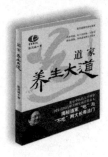

作者：张其成
定价：29.80元

★药食同源，吃乃世间第一大学问
★辟谷清肠，净是道家得长寿根本
流传2000年之久，道家辟谷究竟如何神奇？
五石散、金丹、养生方，是虚无飘渺还是确可执行？
道家长生不老的九种仙药，普通生活如何应用？
北京中医药大学博士生导师，国家道医药研究项目负责人张其成教授为你揭秘"吃与不吃"间的道家养生精华，普通生活中就能用上的经典养生法。

•《佛家养生大道》

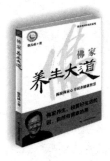

作者：张其成
定价：38.00元

★经营好生活的因，自然有健康的果
顶级国学大师开讲北京重点学科研究项目——佛家养生。

心灵健康法，有了健康的心自然有健康的身。
用"六度"来治疗六种病。
学佛家消除痛苦的方法，让身心得到解脱。
崇尚自然饮食，佛家素食营养多。
《洗髓经》、《易筋经》，练就一副好身板。